高血圧治療ガイドライン 2019
GUIDELINES FOR THE MANAGEMENT OF HYPERTENSION 2019　JSH 2019
ダイジェスト

編集　日本高血圧学会高血圧治療ガイドライン作成委員会
発行　日本高血圧学会

高血圧治療ガイドライン2019（JSH2019）作成委員会

委員長
梅村　敏

統括委員会
委員長
梅村　敏
副委員長
斎藤 重幸
委員
伊藤 貞嘉
委員
大屋 祐輔
委員
楽木 宏実
委員（事務局長）
平和 伸仁

執筆委員
浅山　敬
有馬 秀二
有馬 久富
池田 俊也
石光 俊彦
伊藤 貞嘉
伊藤 正明
岩嶋 義雄
梅村　敏
植田 真一郎
上原 吉就
浦田 秀則
大久保 孝義
大蔵 隆文
大屋 祐輔
甲斐 久史
柏原 直樹
神出　計

河野 雄平
菅野 義彦
菊池　透
北園 孝成
北村 和雄
工藤 正孝
熊谷 裕生
小原 克彦
斎藤 重幸
柴田 洋孝
下澤 達雄
鈴木 洋通
高橋 昌里
田村 功一
土橋 卓也
土肥 靖明
冨山 博史
中村 敏子
廣岡 良隆
星出　聡
堀尾 武史
松浦 秀夫
松村　潔
三浦 克之
向山 政志
楽木 宏実

リエゾン委員
的場 聖明
（日本循環器学会）
西尾 善彦
（日本糖尿病学会）
梅本 誠治
（日本動脈硬化学会）
牧野 真太郎
（日本妊娠高血圧学会）

古賀 政利
（日本脳卒中学会）
植田 真一郎*
（日本臨床薬理学会）
長井 美穂
（日本臨床栄養学会）
中元 秀友
（日本透析医学会）
宮川 政昭
（日本臨床内科医会）
石田 岳史
（日本心臓リハビリテーション学会）
磯部 光章
（日本心不全学会）
北村 健一郎
（日本腎臓学会）
久留 一郎
（日本痛風・核酸代謝学会）
田辺 晶代
（日本内分泌学会）
板倉 敦夫
（日本産科婦人科学会）
益崎 裕章
（日本肥満学会）
秋下 雅弘
（日本老年医学会）
伊藤 真也
（日本小児科学会）
南郷 栄秀
（日本プライマリ・ケア連合学会）
小野 宏志
（日本在宅医学会）
伊藤　修
（日本腎臓リハビリテーション学会）
中村 好一
（日本循環器病予防学会）

*執筆委員兼務

査読委員
阿部　功
有田 幹雄
安西 尚彦

安東 克之
安藤 真一
飯島 一誠
石上 友章
市原 淳弘
伊藤　裕
今井　潤
岩尾　洋
上原 譽志夫
内山　聖
梅本 誠治
浦　信行
江口 和男
大石　充
大久保 一郎
岡村 智教
片山 茂裕
勝谷 友宏
加藤 規弘
苅尾 七臣
岸　拓弥
北川 一夫
木原 康樹
木村 和美
木村 健二郎
木村 玄次郎
日下 美穂
久代 登志男
上月 正博
河野 雅和
小久保 喜弘
後藤 淳郎
小林 修三
齊藤 郁夫
坂田 泰史

佐田 政隆　　茂木 正樹　　柴田　玲　　　内部評価委員
佐藤 敦久　　百村 伸一　　杉原　充　　　今泉　勉
佐藤 文俊　　森本 茂人　　鈴木　純　　　上島 弘嗣
里中 弘志　　山科　章　　鷹見 洋一　　　江藤 胤尚
島田 和幸　　山本 浩一　　辰巳 友佳子　　荻原 俊男
鈴木 佳克　　横手 幸太郎　西田 憲史　　　菊池 健次郎
相馬 正義　　吉村 道博　　春名 克祐　　　猿田 享男
髙橋 伯夫　　　　　　　　　福田 道雄　　　島田 和幸
武田 仁勇　　SR委員　　　藤井 英太郎　　島本 和明
戸谷 義幸　　今泉 悠希　　藤原 健史　　　瀧下 修一
豊田 一則　　大田 祐子　　藤吉　朗　　　日和田 邦男
長田 太助　　大坪 俊夫　　藤原　亮　　　柊山 幸志郎
成田 一衛　　大西 浩文　　前田 俊樹　　　藤田 敏郎
西山　成　　岡本 隆二　　松本 知沙　　　松岡 博昭
二宮 利治　　小倉 彩世子　丸橋 達也　　　矢﨑 義雄
野出 孝一　　涌井 広道　　三島 英換
長谷部 直幸　加藤 丈司　　三好 賢一　　　外部評価委員
林　香　　　河野 浩章　　茂庭 仁人　　　崔　吉道
林　晃一　　岸 拓弥　　　森本 玲　　　　羽鳥　裕
檜垣 實男　　北 俊弘　　　谷津 圭介　　　宮川 政昭
平田 恭信　　熊谷 英太　　山本 浩一　　　山口 育子
平和 伸仁　　後藤 健一　　吉田 雄一　　　山田 佐登美
福田　昇　　古波蔵 健太郎　渡邉　至
前村 浩二　　坂　早苗　　　　　　　　　　JSH2019
三浦 伸一郎　崎間　敦　　SRサポート委員　作成委員会事務局
三浦 哲嗣　　佐藤　稔　　有馬 久富　　　平和 伸仁
宮下 和季　　佐藤 倫広　　佐藤 康仁
村島 温子　　里中 弘志　　中山 健夫
室原 豊明　　志賀 悠平　　吉田 雅博

【COIの確認と公開】
日本医学会の「診療ガイドライン策定参加資格基準ガイダンス」に基づき，過去3年間（2016-2018年）のCOIについて，執筆委員会，査読委員会，SR委員会ごとに，上記「ガイダンス」の様式で日本高血圧学会のウェブサイト上に公開した。

序　文

　高血圧症は脳心血管病（脳卒中および心疾患）の最大の危険因子です。一方で，適切な血圧コントロールをすることで，脳心血管病による死亡率を抑制できることも証明されています。そこで，日本高血圧学会では，高血圧を克服するために「すべての医療関係者に高血圧の診断や標準的な指針を根拠とともに示す」ことを目的として，高血圧治療ガイドラインを作成しています。これまでにも2000年以降，約5年ごとに改訂を行い，最新版として2019年4月に「高血圧治療ガイドライン2019（JSH2019）」が発行されました。このガイドラインは，日本医学会の「診療ガイドライン策定参加資格基準ガイダンス（平成29年）」に従い，利益相反（conflict of interest：COI）管理を行ったうえで執筆者等を決定しました。さらに，JSH2019の最終案は，関連するリエゾン学会や患者団体等も含む評価委員の方々，パブリックコメントのご意見等も参考にさせていただきました。また，今回，「日本医療機能評価機構（Minds）診療ガイドライン作成の手引き2014，Minds診療ガイドライン作成マニュアルVer.2.0（2016.03.15）」に従い，Clinical Question（CQ）を作成，Systematic Review（SR）を行い，数多くのエビデンスの評価，統合後に推奨文を作成する方式を採用するとともに，従来の教科書的な解説も残しました。このため，全体のページ数が大幅に増加しました。

　そこで，本ダイジェスト版では，JSH2019の骨子をまとめて読みやすくするとともに，重要な図表を採用することで，患者教育にも使いやすいものに致しました。JSH2019の14章で記載されていますが，高血圧管理を向上させるためには本ガイドラインを普及させることが大切です。その意味でも，診察室，薬局など一般医療機関で，本ダイジェスト版が広く利用されることを期待しております。なお，詳細な解説や，その指針の根拠についてはガイドライン本体をご確認いただきたいと思います。

　エビデンスを重視したJSH2019を活用していただき，本邦の降圧目標達成率が上昇し，脳心血管病減少に本ガイドラインが貢献することを願っております。

　2019年10月

日本高血圧学会高血圧治療ガイドライン作成委員会

作成委員長　梅村　敏

目 次

高血圧治療ガイドライン2019（JSH2019）作成委員会 ·················· 3
序文 ··· 5
略語一覧 ··· 9

JSH2019 の目的と対象 ·· 10

1 高血圧の疫学 ·· 12
1-1 高血圧と各種疾病との関連 ·· 12
1-2 国民の血圧の現状と推移 ··· 14
1-3 日本人の高血圧の特徴 ·· 15
1-4 公衆衛生上の高血圧対策 ··· 16

2 血圧測定と臨床評価 ·· 19
2-1 血圧測定 ·· 19
2-2 高血圧の診断 ··· 23
2-3 家庭血圧，ABPM に基づく高血圧 ·· 24
2-4 血圧変動性 ·· 28
2-5 脈拍 ··· 29
2-6 検査と診断 ·· 30

3 高血圧の管理および治療の基本方針 ··· 33
3-1 治療の目的と対象者 ·· 33
3-2 生活習慣の修正，非薬物療法，薬物療法 ································ 33
3-3 予後評価と管理計画のためのリスク層別化 ····························· 34
3-4 初診時の高血圧管理計画 ··· 34
3-5 降圧目標 ·· 38
3-6 その他の留意事項 ·· 39

4 生活習慣の修正 ··· 41
4-1 食塩制限 ·· 41
4-2 栄養素と食事パターン ·· 43
4-3 適正体重の維持 ··· 44
4-4 運動降圧療法 ··· 44

4-5	節酒	45
4-6	禁煙	45
4-7	その他の生活習慣の修正	46
4-8	特定保健用食品（トクホ），機能性表示食品	47

5 降圧治療 ···· 49

5-1	降圧薬選択の基本	49
5-2	併用療法	52
5-3	配合剤	53
5-4	ジェネリック医薬品	53
5-5	治療抵抗性高血圧，コントロール不良高血圧	53

6 臓器障害を合併する高血圧 ···· 56

6-1	脳血管障害	56
6-2	心疾患	58
6-3	腎疾患	58
6-4	血管疾患	62

7 他疾患を合併する高血圧 ···· 64

7-1	糖尿病	64
7-2	脂質異常症	64
7-3	肥満	65
7-4	メタボリックシンドローム	66
7-5	睡眠時無呼吸症候群	67
7-6	痛風・高尿酸血症	69
7-7	気管支喘息，慢性閉塞性肺疾患	69
7-8	肝疾患	70

8 高齢者高血圧 ···· 71

8-1	高齢者高血圧の特徴と血圧基準	71
8-2	診断	71
8-3	治療	71

9 認知症と高血圧 …………………………………………………… 76

10 女性の高血圧 ……………………………………………………… 77
10-1 妊娠と関連した高血圧 …………………………………………… 77
10-2 更年期の血圧 ……………………………………………………… 80
10-3 女性の高血圧の特徴 ……………………………………………… 80

11 小児の高血圧 ……………………………………………………… 81

12 特殊条件下高血圧 ………………………………………………… 84
12-1 高血圧緊急症および切迫症 ……………………………………… 84
12-2 一過性の血圧上昇 ………………………………………………… 84
12-3 外科手術前後の血圧管理 ………………………………………… 84

13 二次性高血圧 ……………………………………………………… 87
13-1 腎実質性高血圧 …………………………………………………… 89
13-2 腎血管性高血圧 …………………………………………………… 89
13-3 内分泌性高血圧 …………………………………………………… 90
13-4 血管性（脈管性）高血圧 ………………………………………… 91
13-5 脳・中枢神経系疾患による高血圧 ……………………………… 92
13-6 薬剤誘発性高血圧 ………………………………………………… 92

14 高血圧管理の向上 ………………………………………………… 96

CQ（クリニカルクエスチョン）と推奨文 …………………………… 98
Q（クエスチョン）と回答文 ………………………………………… 103
このような場合は，専門医へご紹介を ………………………………… 108

略語一覧

ABPM	ambulatory blood pressure monitoring	自由行動下血圧測定
ACC	American College of Cardiology	米国心臓病学会
ACE	angiotensin converting enzyme	アンジオテンシン変換酵素
ACTH	adrenocorticotropic hormone	副腎皮質刺激ホルモン
ADL	activities of daily living	日常生活動作
AHA	American Heart Association	米国心臓協会
AHI	apnea hypopnea index	無呼吸・低呼吸指数
ARB	angiotensin II receptor blocker	アンジオテンシンII受容体拮抗薬
ARC	active renin concentration	活性型レニン濃度
ARR	aldosterone-to-renin ratio	アルドステロン／レニン比
BMI	body mass index	
CK	creatine kinase	クレアチンキナーゼ
CKD	chronic kidney disease	慢性腎臓病
COPD	chronic obstructive pulmonary disease	慢性閉塞性肺疾患
CPAP	continuous positive pressure breathing	持続陽圧呼吸
CTA	CT angiography	CT血管造影
CYP	cytochrome P450	
DBP	diastolic blood pressure	拡張期血圧
DKD	diabetec kidney disease	糖尿病性腎臓病
eGFR	estimated glomerular filtration rate	推算糸球体濾過量
ESKD	end stage kidney disease	末期腎不全
GFR	glomerular filtration rate	糸球体濾過量
HDP	hypertensive disorders of pregnancy	妊娠高血圧症候群
HRT	hormone replacement therapy	ホルモン補充療法
IGF-1	insulin-like growth factor-1	インスリン様成長因子1
LVEF	left ventricular ejection fraction	左室駆出率
MIBG	metaiodobenzylguanidine	
MR	mineralocorticoid receptor	ミネラルコルチコイド受容体
MRA	magnetic resonance angiography	磁気共鳴血管造影
MRI	magnetic resonance imaging	
NO	nitric oxide	一酸化窒素
NSAIDs	non-steroidal anti-inflammatory drugs	非ステロイド性抗炎症薬
OSAS	obstructive sleep apnea syndrome	閉塞性睡眠時無呼吸症候群
PA	primary hyperaldosteronism	原発性アルドステロン症
PAC	plasma aldosterone concentration	血漿アルドステロン濃度
PET	positron emission tomography	ポジトロン断層撮影法
PRA	plasma renin activity	血漿レニン活性
PSG	polysomnography	睡眠ポリグラフィー
PTRA	percutaneous transluminal renal angioplasty	経皮的腎血管形成術
QOL	quality of life	生活の質
RA	renin-angiotensin	レニン-アンジオテンシン
RVHT	renovascular hypertension	腎血管性高血圧
SBP	systolic blood pressure	収縮期血圧
SR	systematic review	システマティックレビュー
TSH	thyroid stimulating hormone	甲状腺刺激ホルモン
VEGF	vascular endothelial growth factor	血管内皮増殖因子
WHO	World Health Organization	世界保健機関

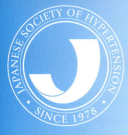

JSH2019の目的と対象

● JSH2019の目的

　高血圧は脳卒中（脳梗塞，脳出血，くも膜下出血など），心臓病（冠動脈疾患，心肥大，心不全など），腎臓病（腎硬化症など）および大血管疾患の重大な原因疾患である。したがってJSH2019の主たる目的は，「実地医家が，日常診療上，もっとも高頻度に遭遇する高血圧患者に対し，血圧管理によって脳心腎など高血圧合併症の発症予防，進展抑制をめざし適切な治療を提供するために，標準的な指針とその根拠をすべての医療者を対象に示すこと」である。

　JSH2019は，医師等の医療従事者と患者がコミュニケーションを通じて治療方針を決めていくなかで参考にするための1つの資料であり，担当医の処方裁量権を拘束するものでもなく，医事紛争や医療訴訟における判断基準を示すものでもない。患者の背景や合併病態により治療方針は個別に決定されるので，担当医がJSH2019と異なる治療方針をとる場合には，患者への十分な説明を行うとともにカルテにその理由を記載することにも留意すべきである。

● JSH2019の作成方針

　JSH2019では，従来の作成方針に基づく教科書的記載法に加え，日本医療機能評価機構：Medical Information Network Distribution Service（Minds）の「Minds診療ガイドライン作成マニュアル Ver. 2.0（2016.03.15）」などで記載されているように，高血圧治療に関する臨床課題（クリニカル・クエスチョン：CQ）を決定し，それらに対するシステマティックレビュー（SR）を実施することにより，現在のエビデンスを明らかにするとともに推奨文を作成することを基本とした。

● JSH2019による血圧管理の対象者

　血圧140/90 mmHg以上の高血圧患者，130-139/80-89 mmHgの高値血

圧の人はもちろん，血圧上昇に伴い脳心血管病リスクが上昇する 120/80 mmHg 以上のすべての人である。

◉ JSH2019 の利用対象者

「高血圧を診察，管理，治療するすべての医療関係者，保健・行政関係者と臨床現場」である。高血圧はもっとも頻度の高い生活習慣病であり高血圧専門医のみで診療することは難しく，実際には多くの実地医家によって管理されている。そのような現状を踏まえて，JSH2019 は実地医家向けに作成されており，主に利用していただく対象者（利用対象者）は実地医家である。医師とともに診療にかかわる薬剤師も JSH2019 の利用対象者となる。また，特定健診・特定保健指導でも血圧管理は重要であり，自治体の健康増進事業でも血圧管理が行われるようになってきている。したがって，JSH2019 は保健師，看護師，管理栄養士など高血圧管理のためのチーム医療関係者・保健行政関係者も利用対象者となる。さらに，「高血圧・循環器病予防療養指導士制度」が 2015 年に開始された。これは，循環器病の予防のために，高血圧などの生活習慣病の改善・予防，およびその他の危険因子の管理に関して，適切な指導を行う能力を有する保健師，看護師，薬剤師，管理栄養士，理学療法士，臨床心理士，医療心理士，臨床検査技師，健康運動指導士などの職種に対し，日本高血圧学会が日本循環器病予防学会，日本動脈硬化学会と共同で与える資格である。これらの職種の方々も利用対象者である。

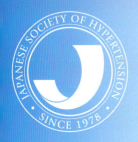

1 高血圧の疫学

1-1 高血圧と各種疾病との関連

● 高血圧による脳卒中・心疾患リスク上昇

高血圧は脳心血管病（脳卒中および心疾患）の最大の危険因子であり，血圧レベルと脳心血管病リスクの間には段階的，連続的な正の関連がある（図1-1）。

図1-1 血圧レベル別の脳心血管病死亡ハザード比と集団寄与危険割合（PAF）
EPOCH-JAPAN。国内10コホート（男女計7万人）のメタ解析。年齢階級別

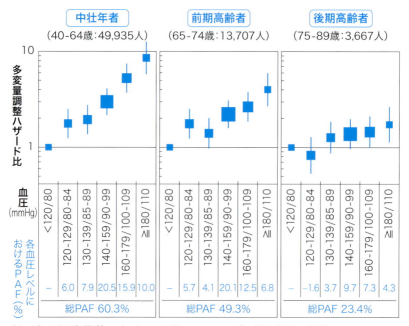

注1 ハザード比は年齢，性，コホート，BMI，総コレステロール値，喫煙，飲酒にて調整。
注2 PAF（集団寄与危険割合）は集団すべてが120/80 mmHg未満だった場合に予防できたと推定される死亡者の割合を示す。

（Hypertens Res. 2012; 35: 947-953. より作図）

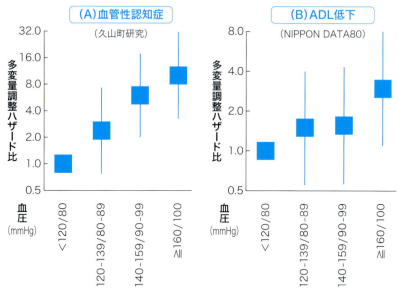

図1-2 血圧レベル別の血管性認知症（A）およびADL低下（B）のハザード比

(Hypertension. 2011; 58: 22-28., J Hum Hypertens. 2009; 23: 546-552. より作図)

● 高血圧と腎臓病などの病態および全死亡

　高血圧は，推算糸球体濾過量（eGFR）低下，慢性腎臓病（CKD），さらには末期腎不全の発症リスクを上昇させる。久山町研究では，高血圧，特に中年期の高血圧が，高年齢期の血管性認知症発症リスクを上昇させることが明らかになった（図1-2A）。中年期の高血圧は将来の日常生活動作（ADL）低下リスクを上昇させることも報告されている（図1-2B）。

　高血圧は以上のような各種疾患罹患を通して全死亡リスクも上昇させる。過去の疫学研究結果をもとにした同様の試算では，高血圧はわが国における脳心血管病死亡の最大の要因であり，年間約10万人が高血圧により死亡しているとされた（図1-3）。高血圧にその他の確立した危険因子が集積すると，脳心血管病リスクはさらに上昇する。

● 種々の血圧指標と脳心血管病リスク

　血圧指標には，収縮期血圧，拡張期血圧，脈圧などの種々の血圧指標があるが，いずれの指標が将来の脳心血管病リスクにより強い関連を示すか

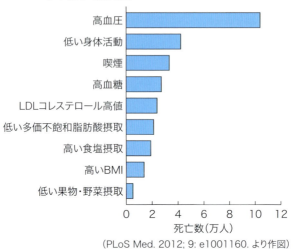

図1-3 わが国の脳心血管病による死亡数への各種危険因子の寄与（男女計）

（PLoS Med. 2012; 9: e1001160. より作図）

について，わが国の大規模なメタ解析などで検討された。その結果，収縮期血圧がもっとも関連の強い指標であることが明らかになった。

また，診察室血圧の受診間変動や家庭血圧の日間変動が大きいほど，死亡，脳心血管病，CKD，認知症のリスクが高いと報告されている。

1-2　国民の血圧の現状と推移

● 高血圧による脳卒中・心疾患リスク上昇

2016年国民健康・栄養調査によると，わが国の高血圧有病率（収縮期血圧140 mmHg以上または拡張期血圧90 mmHg以上，または降圧薬服用中）は40-74歳で男性60％，女性41％，75歳以上では男性74％，女性77％である。図1-4に示すように，2017年のわが国の高血圧者の推計数は計4300万人で，そのうち3100万人が管理不良（140/90 mmHg以上）である。これらの管理不良者を減少させる対策が必要である。

図1-4 わが国の高血圧有病者,薬物治療者,管理不良者などの推計数(2017年)

高血圧有病者 4300万人
血圧140/90 mmHg以上の国民 3100万人

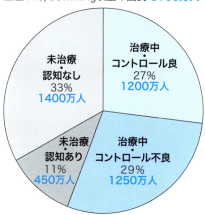

有病率,治療率,コントロール率は2016年(平成28年)国民健康・栄養調査データを使用。
人口は平成29年推計人口。
認知率はNIPPON DATA2010から67%として試算。
高血圧有病は血圧140/90 mmHg以上または降圧薬服薬中,コントロールは140/90 mmHg未満。

1-3　日本人の高血圧の特徴

● 食塩摂取量の多さ

　食塩摂取量が多くなると血圧が高くなり,また食塩摂取量を減らすことにより血圧が低下することは,多くの観察研究・介入研究で証明されている。

　1950年代の東北地方における調査では,24時間蓄尿による食塩摂取量推定値は1日25gにも達していた。平成28年(2016年)国民健康・栄養調査結果では,国民1人1日当たりの食塩摂取量は平均9.9g(男性10.8g,女性9.2g)であった。

　2012年に発表された世界保健機関(WHO)のナトリウム摂取量に関するガイドラインでは,一般成人の食塩摂取量を5g/日未満にすべきとしており,わが国の現状はこれに遠く及ばない。高血圧予防対策のためには,国民全体におけるさらなる減塩の推進が必要である。

● 肥満とメタボリックシンドロームの増加

　肥満度の指標であるBody Mass Index(BMI, kg/m^2)の平均値は,男性では年々増加し,平成28年国民健康・栄養調査における20歳以上の男性の肥満者(BMI 25 kg/m^{2}以上)の割合は31%とその割合は過去30年で

約2倍になった。一方，女性では肥満者割合の増加はみられず，平成28年にはその割合は21％となっている。

日本の高血圧者の特徴として，かつては食塩摂取量が多くやせている高血圧者が多かったが，近年，男性では肥満を伴う高血圧者が増加している。NIPPON DATAにおける1980-2010年にかけての30年間の推移分析では，高血圧有病に対する肥満の影響は次第に強くなってきている。すなわち，わが国ではメタボリックシンドロームが増加していることがうかがわれ，平成28年国民健康・栄養調査では，メタボリックシンドロームが強く疑われる者の割合は60歳以上の男性では30％を超えている。

今後，生活習慣の欧米化によりさらに肥満が増加する恐れがあり，肥満予防対策を強める必要がある。

1-4 公衆衛生上の高血圧対策

多くの疫学研究が示すように，血圧高値による脳心血管病過剰死亡・罹患の半数以上はⅠ度高血圧以下の比較的軽度の血圧高値の範囲から発生している。この部分の過剰死亡・罹患を減少させるためには，高血圧者を対象とする高リスク戦略のみでは不十分であり，集団全体（国民全体）の血圧分布を低い方向にシフトさせるポピュレーション戦略が必要である（図1-5）。2012年に厚生労働大臣が告示した「21世紀における国民健康づくり運動（健康日本21（第2次）」では，2022年（平成34年）までの10年間に国民の収縮期血圧の平均値を4 mmHg低下させること（男性138 mmHg → 134 mmHg, 女性133 mmHg → 129 mmHg）を目標に掲げている。これは国民全体の血圧値の分布を低い方向にシフトさせることを目指したものである。

健康日本21（第2次）の循環器に関する目標値設定の考え方は図1-6に示すとおりである。達成するためのポピュレーション戦略として，医師・看護師・保健師・管理栄養士・薬剤師・養護教諭・栄養教諭などすべての保健・医療専門家は，保健と医療の現場において，減塩・適正体重維持などの食生活改善，身体活動増加，適正飲酒の指導を，高血圧でない人も含むすべての人を対象に行う必要がある。

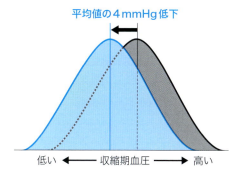

図1-5 国民の収縮期血圧の分布を低い方向へシフトさせるポピュレーション戦略

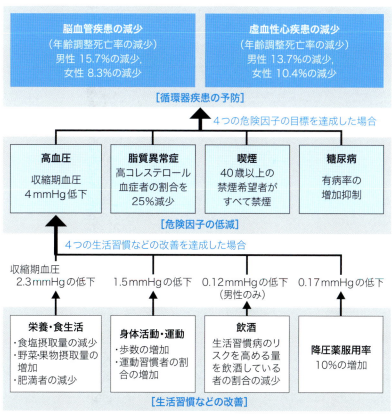

図1-6 健康日本21（第2次）における循環器の目標設定の考え方

（健康日本21（第二次）の推進に関する参考資料（平成24年7月）より）

一方，ポピュレーション戦略と並行して高リスク戦略も同時に進める必要があり，2008年から開始された特定健診・特定保健指導もその重要な柱である。また，医療保険者は，健診受診率の向上による高血圧者の発見，保健指導実施率の向上，医療機関未受診者・治療中断者・血圧管理不良者の減少（重症化予防）のための対策を進める必要がある。このため，2015年からは，各医療保険者がレセプト・健診データを分析して計画・評価を行う「データヘルス計画」が開始されている。

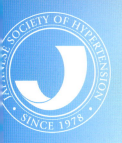

2 血圧測定と臨床評価

2-1 血圧測定

●診察室血圧測定
・血圧計

　高血圧と診断するには，正しい血圧測定が必要である。血圧の測定は診察室（外来）においては聴診法，あるいは認知された評価法で精度検証された自動血圧計を用いて行う。

　これまで，聴診法による標準的な血圧測定のための機器としては水銀血圧計が用いられてきたが，水銀の環境汚染の問題から，2017年に発効し，わが国も批准している「水銀に関する水俣条約」に従い2021年1月1日以降の水銀血圧計を含む水銀含有機器の製造と輸出入が禁止される。これによりわが国においても今後は水銀血圧計の精度管理が困難となることが予測される。よって，その代替として，水銀柱の代わりに電子式のアナログ柱を用いた電子圧力柱（擬似水銀）血圧計またはアネロイド血圧計を用いた聴診法による測定，および上腕式自動血圧計による測定が推奨される。

　すべての血圧測定において，血圧計の定期的な点検，および耐用年数・測定回数を考慮した使用が必要である。特に，アネロイド血圧計は原理的に衝撃や経年変化で誤差が生じやすいため，劣化が疑われる場合は速やか

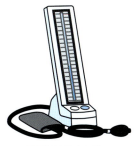
電子圧力柱血圧計

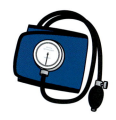
バネ式アネロイド血圧計

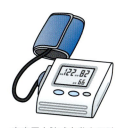
家庭用上腕式自動血圧計

表2-1 診察室血圧測定法

1. 装置	a. 電子圧力柱(擬似水銀)血圧計またはアネロイド血圧計を用いた聴診法による測定, および上腕式の自動血圧計による測定が用いられる。[*1] b. 聴診法では, カフ内ゴム嚢の幅13cm, 長さ22-24cmのカフを用いる。上腕周27cm未満では小児用カフ, 太い腕(腕周34cm以上)で成人用大型カフを使用する。
2. 測定時の条件	a. 静かで適当な室温の環境。 b. 背もたれつきの椅子に脚を組まずに座って数分の安静後。 c. 会話をかわさない。 d. 測定前に喫煙, 飲酒, カフェインの摂取を行わない。
3. 測定法	a. 前腕を支え台などに置き, カフ下端を肘窩より2-3cm上に巻き[*2], カフ中央を心臓の高さ(胸骨中央あるいは第4肋間)に維持する。 b. 聴診法では橈骨動脈あるいは上腕動脈を触診しながら急速にカフを加圧し, 脈拍が消失する血圧値より30mmHg以上高くして聴診器をあてる。 c. カフ排気速度は2-3mmHg/拍あるいは秒。 d. 聴診法ではコロトコフ第I相の開始を収縮期血圧, 第V相の開始[*3]を拡張期血圧とする。
4. 測定回数	1-2分の間隔をあけて少なくとも2回測定。この2回の測定値が大きく異なっている場合[*4]には, 追加測定を行う。
5. 判定	a. 安定した値[*4]を示した2回の平均値を血圧値とする。 b. 高血圧の診断は少なくとも2回以上の異なる機会における血圧値に基づいて行う。
6. その他の注意	a. 初診時には, 上腕の血圧左右差を確認。以後は, 測定側(右または左)を記載。 b. 厚手のシャツ, 上着の上からカフを巻いてはいけない。厚地のシャツをたくし上げて上腕を圧迫してはいけない。 c. 糖尿病, 高齢者など起立性低血圧の認められる病態では, 立位1分および3分の血圧測定を行い, 起立性低血圧の有無を確認。 d. 聴診法では, 聴診者は十分な聴力を有する者で, かつ測定のための十分な指導を受けた者でなくてはならない。 e. 脈拍数も必ず測定し記録。

[*1] 電子圧力柱(擬似水銀)血圧計とは, 水銀柱の代わりに電子式のアナログ柱を用いた血圧計である。アネロイド血圧計とは, バネ式の針が円弧状に動く血圧計である。自動血圧計は, 定期的な点検, および各機器の添付文書に記載の耐用年数・測定回数を考慮した使用が必要である。アネロイド血圧計は原理的に衝撃や経年変化で誤差が生じやすいため, 耐用年数を超えた使用後や劣化が疑われる場合は速やかに破棄・交換が必要である。
自動巻き付け式血圧計を待合室などで使用する場合, 十分な指導と管理の下で測定されなければ大きな誤差が生じる。

[*2] カフは緩くなく, またきつくないように巻く。緩く巻いた場合, 血圧は高く測定される。添付文書に記載のある機器では, 記載通りに巻く。

[*3] 第V相の開始とは, コロトコフ音の消失時(disappearance)をいう。これは, 欧米のガイドライン(ESH2018, ACC/AHA2017)と共通の定義である。

[*4] 異なった値あるいは安定した値の目安は, およそ5mmHg未満の測定値の差とする。

表2-2 各血圧測定法の特性

	診察室血圧	家庭血圧	自由行動下血圧
測定頻度	低	高	高
測定標準化	可[*1]	可	不要
再現性	不良	最良	良
白衣現象	有	無	無
薬効評価	可	最適	適
薬効持続時間の評価	不可	最良	可
短期変動性の評価 （15-30分ごとの変動）	不可	不可	可
日内変動性の評価 （夜間血圧の評価）	不可	可[*2]	可
日間変動の評価	不可	可	不可
長期変動性の評価	可	最良	可

[*1] 診察室血圧は標準化された測定によりその臨床的価値は上昇する。臨床現場では標準化された測定は多くの場合行われていない。標準化された診察室血圧の測定が強く推奨される。
[*2] 夜間睡眠時測定可能な家庭血圧計が入手可能である。

（家庭血圧測定の指針 第2版 より改変）

な破棄・交換が必要である。

・測定法

標準的な診察室血圧測定法を**表2-1**に示す。

◉ 診察室外血圧測定

診察室以外での血圧測定法には，家庭血圧測定と，自由行動下血圧測定がある。家庭血圧と自由行動下血圧には診察室血圧と同等か，それ以上の臨床的価値があると評価されている（**表2-2**）。

・家庭血圧測定

家庭血圧は**表2-3**の条件に従って測定する。

手首血圧計は使用が容易であるが，水柱圧補正が困難であること，また手首の解剖学的特性から動脈の圧迫が困難である場合があり不正確になることが多く，現状では家庭血圧測定には，上腕用を使用する。なお，現在わが国で販売されている家庭用機種はないが，指用の血圧計は不正確であることが知られており，欧米のガイドラインでも推奨されていない。

表2-3 家庭血圧測定の方法・条件・評価

1. 装置	上腕カフ・オシロメトリック法に基づく装置
2. 測定環境	1）静かで適当な室温の環境*1 2）原則として背もたれつきの椅子に脚を組まず座って1-2分の安静後 3）会話を交わさない環境 4）測定前に喫煙，飲酒，カフェインの摂取は行わない 5）カフ位置を心臓の高さに維持できる環境
3. 測定条件	1）必須条件 　　a）朝（起床後）1時間以内 　　　排尿後 　　　朝の服薬前 　　　朝食前 　　　座位1-2分安静後 　　b）晩（就床前） 　　　座位1-2分安静後 2）追加条件 　　a）指示により，夕食前，晩の服薬前，入浴前，飲酒前など 　　　その他適宜。自覚症状のある時，休日昼間，深夜睡眠時*2
4. 測定回数と 　その扱い*3	1機会原則2回測定し，その平均をとる 1機会に1回のみ測定した場合には，1回のみの血圧値をその機会の血圧値として用いる
5. 測定期間	できる限り長期間
6. 記録	すべての測定値を記録する
7. 評価の対象	朝測定値7日間（少なくとも5日間）の平均値 晩測定値7日間（少なくとも5日間）の平均値 すべての個々の測定値。
8. 評価	高血圧　　　朝・晩いずれかの平均値≧135/85mmHg 正常血圧　　朝・晩それぞれの平均値＜115/75mmHg

*1 ことに冬期，暖房のない部屋での測定は血圧を上昇させるので，室温への注意を喚起する
*2 夜間睡眠時の血圧を自動で測定する家庭血圧計が入手し得る
*3 あまり多くの測定頻度を求めてはならない
‡1 家庭血圧測定に対し不安をもつ者には測定を強いてはならない
‡2 測定値や測り忘れ（ただし頻回でないこと）に一喜一憂する必要のないことを指導しなければならない
‡3 測定値に基づき，自己判断で降圧薬の中止や降圧薬の増減をしてはならない旨を指導する
‡4 原則として利き手の反対側での測定を推奨する。ただし，血圧値に左右差がある場合などは，適宜，利き手側での測定も指導する

・24時間自由行動下血圧測定

　カフ・オシロメトリック法による自動血圧計を用い，非観血的に15-30分間隔で24時間自由行動下に血圧を測定（ambulatory blood pressure monitoring：ABPM）することによって診察室以外の血圧情報が得られ，24時間にわたる血圧プロフィール，あるいは24時間，昼間，夜間，早朝

表2-4 自由行動下血圧測定の適応

1. **家庭血圧が135/85mmHgを前後する，あるいは診察室血圧が140/90mmHg を前後し，高血圧の判断が困難な場合**

2. **家庭血圧が125-134/75-84mmHgの高値血圧を示す場合**

3. **家庭血圧の変動が大きい場合**
   - a. 家庭血圧で，白衣高血圧が確定しない場合
   - b. 家庭血圧で，仮面高血圧が確定しない場合
   - c. 職場高血圧が疑われ，職場で血圧自己測定が行えない場合
   - d. 家庭血圧で治療抵抗性の診断が確定しない場合
   - e. 夜間高血圧，non-dipper, riserが疑われ，家庭血圧で夜間血圧が測定されない 場合

4. **血圧短期変動性を問題にする場合**
   - a. 偶発的で一過性の高血圧，低血圧が認められる場合
   - b. 家庭血圧，診察室血圧が大きく動揺する場合

5. **家庭血圧と診察室血圧の差異が極めて大きい場合**

などの限られた時間帯における血圧情報が得られる。

　通常，血圧は覚醒時に高値を示し，睡眠時に低値を示す。また，多数の測定値が得られる血圧計で24時間高頻度に測定した血圧値の平均値のほうが，診察室血圧よりも，高血圧性臓器障害の程度とより関連していること，および治療による臓器障害の抑制・改善とも密接に相関していることが示されている。また，一般集団，高齢者集団あるいは高血圧集団において，ABPMは診察室血圧以上に脳心血管病発症を予測できる。

　ABPMの適応を**表2-4**に示した。ただし，ABPMの24時間血圧，昼間（覚醒時）血圧，夜間（睡眠時）血圧の平均値の再現性，血圧，日内変動の再現性は，その日の活動性，睡眠状態などにより必ずしも良好ではなく，一度のABPMは個人の血圧情報を正確に反映するものではない。

2-2　高血圧の診断

　診察室血圧値・診察室外血圧値による分類（**表2-5**）のいずれにおいても，収縮期血圧と拡張期血圧はそれぞれ独立したリスクであるので，収縮期血圧と拡張期血圧が異なる分類に属する場合には高いほうの分類に組み入れる。

表2-5 成人における血圧値の分類

分類	診察室血圧（mmHg）		家庭血圧（mmHg）	
	収縮期血圧	拡張期血圧	収縮期血圧	拡張期血圧
正常血圧	<120　かつ	<80	<115　かつ	<75
正常高値血圧	120-129　かつ	<80	115-124　かつ	<75
高値血圧	130-139 かつ/または	80-89	125-134 かつ/または	75-84
I度高血圧	140-159 かつ/または	90-99	135-144 かつ/または	85-89
II度高血圧	160-179 かつ/または	100-109	145-159 かつ/または	90-99
III度高血圧	≧180　かつ/または	≧110	≧160　かつ/または	≧100
（孤立性）収縮期高血圧	≧140　かつ	<90	≧135　かつ	<85

表2-6 異なる測定法における高血圧基準

	収縮期血圧 （mmHg）		拡張期血圧 （mmHg）
診察室血圧	≧140	かつ/または	≧90
家庭血圧	≧135	かつ/または	≧85
自由行動下血圧			
24時間	≧130	かつ/または	≧80
昼間	≧135	かつ/または	≧85
夜間	≧120	かつ/または	≧70

　診察室血圧および家庭血圧のレベルに較差がある場合，家庭血圧による高血圧診断を優先する。なぜならば，家庭血圧の予後予測能，すなわち，臨床的価値は，診察室血圧よりも高いことが明らかであり，白衣高血圧，仮面高血圧の診断と治療への応用には，診療室外血圧測定値による判定が優先されているからである。家庭血圧，診察室血圧測定による高血圧診断の補助的手段として，可能であるならばABPMを行うこととする（**表2-6**，**図2-1**）。

図2-1 血圧測定と高血圧診断手順

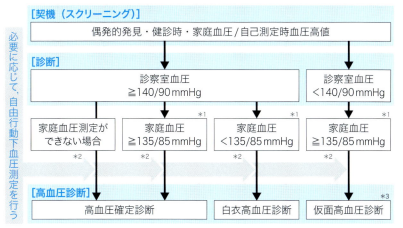

*1 診察室血圧と家庭血圧の診断が異なる場合は家庭血圧の診断を優先する。自己測定血圧とは，公衆の施設にある自動血圧計や職域，薬局などにある自動血圧計で，自己測定された血圧を指す。
*2 自由行動下血圧の高血圧基準は，24時間平均130/80 mmHg以上，昼間平均135/85 mmHg以上，夜間平均120/70 mmHg以上である。自由行動下血圧測定が実施可能であった場合，自由行動下血圧値のいずれかが基準値以上を示した場合，高血圧あるいは仮面高血圧と判定される。またすべてが基準値未満を示した場合は正常あるいは白衣高血圧と判定される。
*3 この診断手順は未治療高血圧対象にあてはまる手順であるが，仮面高血圧は治療中高血圧にも存在することに注意する必要がある。

2-3　家庭血圧，ABPMに基づく高血圧

　高血圧診断は診察室血圧と診察室外血圧により，非高血圧，白衣高血圧，仮面高血圧，持続性高血圧の4つに分類できる（図2-2）。

● 白衣高血圧

　白衣高血圧は，診察室で測定した血圧が高血圧であっても，診察室外血圧では非高血圧を示す状態である（図2-2）。白衣高血圧という用語は，本来，未治療患者において使用されるべきである。白衣高血圧は診察室血圧で140/90 mmHg以上の高血圧と診断された患者の15-30%がこれに相当し，その割合は高齢者で増加する。白衣高血圧は診察室外血圧も高い持続性高血圧と比較した場合，臓器障害は軽度で，脳心血管病予後も良好とする報告が多いが，いまだ議論のあるところである。

図2-2 高血圧の診断と分類

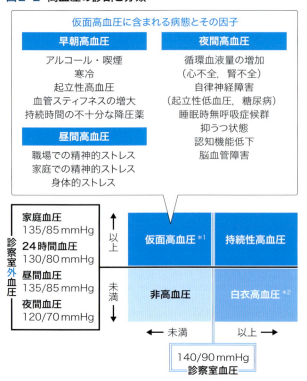

*1 治療中患者の仮面高血圧は治療中仮面高血圧と記載される。
仮面コントロール不良高血圧と記載される場合もある。
*2 治療中の場合は，白衣現象または白衣効果を伴う高血圧と記載される。

● 仮面高血圧

　仮面高血圧は，診察室血圧が非高血圧であっても，診察室外の血圧では高血圧を示す状態である（図2-2）。仮面高血圧は，非高血圧を示す一般住民の10-15%，降圧治療中でコントロール良好な140/90 mmHg 未満の高血圧患者の9-23%にみられる。仮面高血圧の臓器障害と脳心血管病イベントのリスクは非高血圧や白衣高血圧と比較して有意に高く，持続性高血圧患者と同程度である。

　仮面高血圧の高リスク群を表2-7に示す。これらの対象者には，診察室血圧にかかわらず，積極的に家庭血圧の測定やABPMを行うことが重要である。家庭血圧とABPMで診断する高血圧が異なることもあり，家庭血

表2-7 仮面高血圧の高リスク群

- 降圧療法中にあるすべての高血圧患者
- 高値血圧(130-139/80-89 mmHg)
- 喫煙者
- アルコール多飲者
- 精神的ストレス(職場, 家庭)が多い者
- 身体活動度が高い者
- 心拍数の多い者
- 起立性血圧変動異常者(起立性高血圧, 起立性低血圧)
- 肥満・メタボリックシンドロームや糖尿病を有する患者
- 臓器障害(特に左室肥大)や心血管疾患の合併例

圧に加え, 必要に応じて ABPM にて確認を行うことが望ましい。治療中仮面高血圧の場合は, 治療を強化するだけでなく, 二次性高血圧が見逃されていないか, 改善すべき生活習慣がないかなどの原因究明も重要である。

● 早朝高血圧

　診察室血圧が 140/90 mmHg 未満の場合で早朝に測定した家庭血圧の平均値が 135/85 mmHg 以上を早朝高血圧とする。早朝高血圧に影響を与える因子を図2-2 に示す。早朝高血圧は, 脳・心臓・腎臓など, すべての脳心血管病リスクと有意に関連しており, 診察室血圧で定義した高血圧よりも臓器障害が進行しており, 将来の脳卒中や後期高齢者の要介護リスクが高くなる。

● 夜間高血圧

　ABPM または家庭血圧計で測定した夜間血圧の平均が 120/70 mmHg 以上の場合に, 夜間高血圧と定義する。夜間血圧は昼間血圧よりも変動幅が少なく, その平均値の増加は, より強く脳心血管病リスクの増加, 認知・身体機能の低下と関連している。

● 昼間高血圧 (ストレス下高血圧)

　診察室血圧や家庭血圧が正常域でも, 職場や家庭のストレスにさらされている昼間の時間帯の ABPM の血圧平均値や職場での血圧値が, 再現性よく 135/85 mmHg 以上の場合に, 昼間高血圧と定義する。精神的・身体

的ストレスは ABPM で測定した自由行動下血圧に影響を与えることが知られている（**図 2-2**）。健診時や診察室血圧は正常でも，ストレス状況にある職場で測定した血圧が高値を示す職場高血圧は，肥満や高血圧家族歴の人に多いという特徴がある。

◉ 血圧日内変動異常

血圧サーカディアンリズムが正常であれば，夜間血圧は昼間の覚醒時に比較して 10-20% 低下する。この正常型を dipper とよび，夜間の血圧低下が少ない型（夜間血圧下降度 0-10%）を non-dipper，逆に夜間に血圧上昇を示す型を riser と定義する。non-dipper や riser では，脳，心臓，腎臓すべての臓器障害ならびに脳心血管死亡のリスクが高い。

一方，夜間血圧が過度（昼間の血圧平均から 20% 以上）に降圧を示す型を extreme-dipper と定義する。高齢高血圧患者の extreme-dipper では無症候性脳血管障害が進行しており，脳卒中発症のリスクも高い。また，extreme-dipper では認知機能や脳血流の低下，さらに脈波伝播速度が上昇しているとの報告がある。24 時間血圧が正常な若年者においても，non-dipper/riser や extreme-dipper では，dipper よりも，将来の冠動脈カルシウム沈着のリスクが 4 倍以上も増加している。これらの成績は，血圧・心拍数のサーカディアンリズムの障害が，血圧レベルとは独立，あるいは先行して臓器障害や脳心血管病イベントのリスクとなることを示す。

夜間交代勤務者（シフトワーカー）においては，昼間の睡眠は夜間の睡眠に比較して，交感神経活動が十分に低下しないため，血圧低下が生じにくく，夜間交代勤務者は non-dipper 型血圧日内変動異常を示すことが多い。

2-4 血圧変動性

複数回の血圧測定によって血圧変動性が捉えられる。変動性には 1 拍ごとの差異，呼吸や自律神経出力による比較的短期の変動から，季節変化や経年変化によるものに至るまで，多様な変動がある。

受診間血圧変動と脳心血管病予後との有意な関係性や，家庭血圧や自由行動下血圧による日内・日間変動の意義が報告されている。しかし，血圧値（レベル）そのものの影響を除外して血圧変動性を評価した場合，血圧

変動性の脳心血管病予後予測能はさほど高くなく，血圧レベルの重要性を上回ることはない。

受診間・日間の血圧変動については，降圧治療による変容が認められないか，あっても限定的である。そのため，介入可能な危険因子とはみなしがたく，現在はリスクマーカーの域を超えない。

2-5　脈拍

わが国の一般地域住民コホートの集計では，脈拍数の平均は女性 74 拍/分，男性 70 拍/分であり，年齢にかかわらず ±5 拍/分程度の範囲に収まっている。これまでに，速い脈拍数が脳心血管病や全死亡のリスクと関連するというエビデンスが蓄積されている。また，薬物介入による脈拍の減少が，脳心血管病の予後を改善させるとする報告もある。しかし，至適な脈拍レベルの設定や脈拍数のコントロールによる予後改善について確固たるエビデンスはない。したがって，本ガイドラインでは至適脈拍数を設定しないが，高血圧患者にあっては少なくとも脈拍をルーチンに測定すべきである。

2-6　検査と診断

高血圧診療における病歴と身体所見の要点を**表 2-8, 表 2-9** にまとめた。高血圧の検査は個人の標的臓器障害と脳心血管病リスクの総合評価，ならびに二次性高血圧の診断につながる検査を常に費用対効果を考慮しながら行う（**表 2-10**）。高血圧患者に加え，糖尿病や脳心血管病イベントの既往のある高リスク患者においては正常高値血圧以上の者で標的臓器障害について検査を行うことが望ましい。

表2-8 病歴の要点

1. 高血圧歴と治療歴

過去の血圧レベル, 高血圧と罹病期間と治療経過
降圧薬の有効性と副作用

2. 高血圧素因と妊娠歴

家族歴	両親の高血圧, 糖尿病, 脳心血管病 (発症と発症年齢)
生下時体重・幼少時期の体重増加	
妊娠歴	妊娠高血圧, 糖尿病, 蛋白尿の指摘

3. 生活習慣

運動習慣	
睡眠習慣	睡眠時間, 睡眠の質
飲食習慣	食事内容・嗜好, 飲酒, 清涼飲料水
喫煙	
性格・精神心理状態	
	抑うつ傾向, ストレス度 (職場・家庭)

4. 二次性高血圧を示唆する情報

肥満	体重増加の経過
睡眠時無呼吸症候群	
	夜間尿, 夜間呼吸困難, 頭痛, 昼間の眠気, 抑うつ状態, 集中力の低下, いびきと無呼吸 (家族からの情報)
腎臓病	夜間尿, 血尿, 家族歴 (多発性嚢胞腎)
薬剤	非ステロイド性抗炎症薬, 漢方薬, 経口避妊薬など
褐色細胞腫	発作性の血圧上昇, 動悸, 発汗, 頭痛
原発性アルドステロン症/腎血管性高血圧	
	脱力, 周期性四肢麻痺, 多尿

5. 臓器障害

脳血管障害	一過性脳虚血発作, 筋力低下, めまい, 頭痛, 視力障害
心臓疾患	呼吸困難 (労作性・夜間発作), 体重増加, 下肢浮腫, 動悸, 胸痛
腎臓	多尿, 夜間尿, 血尿, 蛋白尿
末梢動脈疾患	間欠性跛行, 下肢冷感

表2-9 身体所見の要点

1. 血圧・脈拍
安静座位（初診時は血圧左右差と, 血圧と脈拍の起立性変動）

2. 全身と肥満度
身長・体重
BMI [body mass index：体重(kg)／身長(m)^2]
　　　　肥満　BMI≧25kg/m^2
腹囲（臍周囲, 立位測定）
　　　　腹部肥満　男性≧85cm　女性≧90cm
皮膚所見　腹壁皮膚線条, 多毛（クッシング症候群）

3. 顔面・頸部
貧血, 黄疸
眼底所見
甲状腺腫
頸動脈血管雑音
頸静脈怒張
顔貌（内分泌性疾患）

4. 胸部
心臓　　　心尖拍動とスリルの触知（最強点と触知範囲）, 心雑音, Ⅲ音, Ⅳ音, 脈不整の聴診
肺野　　　ラ音

5. 腹部
血管雑音とその放散方向, 肝腫大と叩打痛, 腎臓腫大（多発性嚢胞腎）

6. 四肢
動脈拍動（各表在末梢動脈）の触知（消失, 減弱, 左右差）, 冷感, 虚血性潰瘍, 浮腫

7. 神経
四肢の運動障害, 感覚障害, 腱反射亢進

表2-10 臨床検査の進め方

1. 一般検体検査 初診時, 経過観察中に年に数回は実施

初診時 一般的な検査：血液, 尿, など
経過観察中 リスクに応じ検査項目を選ぶ

生化学検査 クレアチニン(Cr), 尿酸, 電解質, 脂質代謝, 糖代謝, 肝機能などを測定する

尿検査 尿蛋白, 尿沈渣

血清CrからeGFRを算出するが, サルコペニアなど筋肉量の減少がある場合には, シスタチンCによるeGFRも利用する

2. 二次性高血圧を疑う症例でのスクリーニング検査

病歴, 身体所見, 一般検査値, 臓器障害の特徴などより下記の検査項目から選択して実施
採血（レニン活性/活性型レニン濃度, アルドステロン, コルチゾール, ACTH, メタネフリン2分画, カテコールアミン3分画, IGF-1, TSH)
採尿（メタネフリン2分画, カテコールアミン3分画, アルドステロン）
腹部エコー
夜間経皮酸素分圧モニタリング

3. 専門医が行う特殊検査

疑われる疾患を標的にして下記の項目から選択して実施
腎動脈超音波, レノグラム, 各種ホルモン負荷試験, 副腎CT（造影を含む）,
副腎静脈サンプリング, 睡眠ポリグラフィー

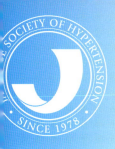

3 高血圧の管理および治療の基本方針

3-1 治療の目的と対象者

　高血圧治療の目的は，高血圧の持続によってもたらされる脳心血管病の発症・進展・再発の抑制とともに，それらによる死亡を減少させること，また，高血圧者がより健康で高いQOLを保った日常生活ができるように支援することである．降圧薬治療のメタ解析によると，収縮期血圧10 mmHgまたは拡張期血圧5 mmHgの低下により，発症リスクは，主要心血管イベントで約20%，脳卒中で30-40%，冠動脈疾患で約20%，心不全で約40%，全死亡で10-15%，それぞれ減少することが明らかにされている．このような降圧薬治療による脳心血管病の相対リスクの低下の程度は，原則として年齢，男女，他の併存疾患の有無によらずほぼ同程度である．したがって，すべての年齢層の高血圧者が高血圧治療の対象となる．

3-2 生活習慣の修正，非薬物療法，薬物療法

　降圧治療は非薬物療法と薬物療法に大別される．非薬物療法には，減塩を中心とした食事療法，運動，アルコール制限，肥満の改善などの生活習慣の修正，および睡眠時無呼吸症候群に対する持続陽圧呼吸や二次性高血圧に対する腎動脈形成術や副腎腫瘍摘出術などのような治療が含まれる．

　生活習慣の修正は，高血圧者に限らず，正常血圧者以外のすべての人に推奨される．生活習慣の修正は，それ自体で有意な降圧を生じさせるため，正常高値血圧者や低・中等リスクの高値血圧者などの薬物療法を開始しない対象者の対策として重要である．また，生活習慣の修正は降圧薬の作用を増強するため，薬物療法を受けている患者においても，血圧のコントロール改善のために有用である．

　さらに，生活習慣の修正は高血圧の発症予防や進展抑制にも有効であるため，ポピュレーション戦略として正常血圧者や正常高値血圧者を含む集

団/社会全体に対する健康増進の方策としても実施される。

3-3　予後評価と管理計画のためのリスク層別化

　高血圧は脳心血管病の主要な危険因子であり，特に脳卒中に対する寄与度が大きい。高血圧者の予後（脳心血管病の発症やそれによる死亡）は，高血圧のみならず，高血圧以外の危険因子と高血圧に基づく臓器障害の程度や脳心血管病既往が関与する（**表3-1**）。したがって，高血圧の診療においては，血圧レベルのみならず，脳心血管病の発症に影響を与える危険因子と臓器障害/脳心血管病の有無を評価する。そして，予後影響因子（**表3-1の青字**）により，高リスク，中等リスク，低リスクに分類する（**表3-2**）。

3-4　初診時の高血圧管理計画

　初診時の高血圧の管理計画には，1）血圧高値が継続的であることの確認とそのレベルの評価，2）二次性高血圧の除外，3）危険因子，臓器合併症，脳心血管病などの予後影響因子の評価，4）生活習慣の修正の指導，5）薬物療法の必要性の評価，6）降圧目標値の決定を含み，それらを，順次，または必要に応じて並行して行う。

◉ 血圧高値が継続的であることの確認とそのレベルの評価

　日常診療（高血圧緊急症や切迫症を除いて）において，初診時に診察室血圧が高いときは，日を改めての外来での血圧測定，最近の健診の血圧データなどの利用，家庭血圧測定により，継続的に血圧が高値かどうか確認する。また，家庭血圧測定では，白衣高血圧，白衣現象，仮面高血圧の有無も確認する。白衣高血圧や仮面高血圧の存在が疑わしい場合や血圧変動が大きいことが予測される場合は24時間自由行動下血圧測定（ABPM）による評価も考慮する。リスク評価や高血圧管理計画には，診察室血圧が用いられるが，診察室血圧値と家庭血圧値あるいはABPMによる血圧測定値との乖離が大きい場合には，家庭血圧やABPM値を重視して決定することが妥当である。

表3-1 脳心血管病に対する予後影響因子

A. 血圧レベル以外の脳心血管病の危険因子

高齢（65歳以上）

男性

喫煙

脂質異常症[*1]　低HDLコレステロール血症（＜40 mg/dL）
　　　　　　　高LDLコレステロール血症（≧140 mg/dL）
　　　　　　　高トリグリセライド血症（≧150 mg/dL）

肥満（BMI≧25 kg/m^2）（特に内臓脂肪型肥満）

若年（50歳未満）発症の脳心血管病の家族歴

糖尿病　空腹時血糖≧126 mg/dL
　　　　負荷後血糖2時間値≧200 mg/dL
　　　　随時血糖≧200 mg/dL
　　　　HbA1C≧6.5%（NGSP）

B. 臓器障害/脳心血管病

脳　　脳出血, 脳梗塞
　　　一過性脳虚血発作

心臓　左室肥大（心電図, 心エコー）
　　　狭心症, 心筋梗塞, 冠動脈再建術後
　　　心不全
　　　非弁膜症性心房細動[*2]

腎臓　蛋白尿
　　　eGFR低値[*3]（＜60 mL/分/1.73 m^2）
　　　慢性腎臓病（CKD）

血管　大血管疾患
　　　末梢動脈疾患（足関節上腕血圧比低値：ABI≦0.9）
　　　動脈硬化性プラーク
　　　脈波伝播速度上昇（baPWV≧18 m/秒, cfPWV＞10 m/秒）
　　　心臓足首血管指数（CAVI）上昇（≧9）

眼底　高血圧性網膜症

青字：リスク層別化に用いる予後影響因子
[*1] トリグリセライド 400 mg/dL以上や食後採血の場合にはnon HDLコレステロール（総コレステロール－HDLコレステロール）を使用し, その基準は LDLコレステロール＋30 mg/dLとする。
[*2] 非弁膜症性心房細動は高血圧の臓器障害として取り上げている。
[*3] eGFR（推算糸球体濾過量）は下記の血清クレアチニンを用いた推算式（eGFRcreat）で算出するが, 筋肉量が極端に少ない場合は, 血清シスタチンを用いた推算式（eGFRcys）がより適切である。
eGFRcreat（mL/分/1.73 m^2）＝194×Cr$^{-1.094}$×年齢$^{-0.287}$（女性は×0.739）
eGFRcys（mL/分/1.73 m^2）＝（104×Cys$^{-1.019}$×0.996^{年齢}（女性は×0.929））－8

表3-2　診察室血圧に基づいた脳心血管病リスク層別化

血圧分類 リスク層	高値血圧 130-139/ 80-89 mmHg	Ⅰ度高血圧 140-159/ 90-99 mmHg	Ⅱ度高血圧 160-179/ 100-109 mmHg	Ⅲ度高血圧 ≧180/ ≧110 mmHg
リスク第一層 予後影響因子がない	低リスク	低リスク	中等リスク	高リスク
リスク第二層 年齢(65歳以上),男性,脂質異 常症,喫煙のいずれかがある	中等リスク	中等リスク	高リスク	高リスク
リスク第三層 脳心血管病既往,非弁膜症性心 房細動,糖尿病,蛋白尿のある CKDのいずれか,または,リスク第 二層の危険因子が3つ以上ある	高リスク	高リスク	高リスク	高リスク

JALSスコアと久山スコアより得られる絶対リスクを参考に,予後影響因子の組合せによる脳心血管病リスク層別化を行った。
層別化で用いられている予後影響因子は,血圧,年齢(65歳以上),男性,脂質異常症,喫煙,脳心血管病(脳出血,脳梗塞,心筋梗塞)の既往,非弁膜症性心房細動,糖尿病,蛋白尿のあるCKDである。

◉ 二次性高血圧の除外

　「13　二次性高血圧」(p. 87) 参照のこと。

◉ 危険因子, 臓器合併症, 脳心血管病などの予後影響因子の評価

　高血圧以外の脳心血管病の危険因子の有無, 臓器障害／脳心血管病の有無を検索する。高値血圧レベルと高血圧レベルでは, 診察室血圧値, 危険因子, 臓器障害／脳心血管病より, 脳心血管病のリスク層別化を行う。診察室血圧レベルおよび脳心血管病リスクに応じて高血圧管理計画 (**図3-1**) を作成する。

◉ 生活習慣の修正の指導

　「4　生活習慣の修正」(p. 41) 参照のこと。

◉ 薬物療法の必要性の評価

　降圧目標についての原則 (**表3-3**) に加えて, その患者の個別性を考慮し,

図3-1 初診時の血圧レベル別の高血圧管理計画

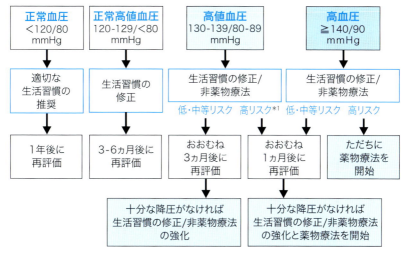

[*1] 高値血圧レベルでは，後期高齢者(75歳以上)，両側頸動脈狭窄や脳主幹動脈閉塞がある，または未評価の脳血管障害，蛋白尿のないCKD，非弁膜症性心房細動の場合は，高リスクであっても中等リスクと同様に対応する。その後の経過で症例ごとに薬物療法の必要性を検討する。

表3-3 降圧目標

	診察室血圧 (mmHg)	家庭血圧 (mmHg)
75歳未満の成人[*1] 脳血管障害患者(両側頸動脈狭窄や脳主幹動脈閉塞なし) 冠動脈疾患患者 CKD患者(蛋白尿陽性)[*2] 糖尿病患者 抗血栓薬服用中	<130/80	<125/75
75歳以上の高齢者[*3] 脳血管障害患者(両側頸動脈狭窄や脳主幹動脈閉塞あり，または未評価) CKD患者(蛋白尿陰性)[*2]	<140/90	<135/85

[*1] 未治療で診察室血圧130-139/80-89 mmHgの場合は，低・中等リスク患者では生活習慣の修正を開始または強化し，高リスク患者ではおおむね1ヵ月以上の生活習慣修正にて降圧しなければ，降圧薬治療の開始を含めて，最終的に130/80 mmHg未満を目指す。すでに降圧薬治療中で130-139/80-89 mmHgの場合は，低・中等リスク患者では生活習慣の修正を強化し，高リスク患者では降圧薬治療の強化を含めて，最終的に130/80 mmHg未満を目指す。
[*2] 随時尿で0.15 g/gCr以上を蛋白尿陽性とする。
[*3] 併存疾患などによって一般に降圧目標が130/80 mmHg未満とされる場合，75歳以上でも忍容性があれば個別に判断して130/80 mmHg未満を目指す。
降圧目標を達成する過程ならびに達成後も過降圧の危険性に注意する。過降圧は，到達血圧のレベルだけでなく，降圧幅や降圧速度，個人の病態によっても異なるので個別に判断する。

降圧目標値および降圧薬治療開始時期を決定する。それらの治療方針について，患者に具体的に説明し，患者の理解を深め，患者と共有したうえで実施する。

なお，高値血圧の高リスク者のうち，後期高齢者（75歳以上），両側頸動脈狭窄や脳主幹動脈閉塞がある，または，それらが未評価の脳血管障害患者，非弁膜症性心房細動患者については，初期には低・中等リスクと同様に対応し，経過のなかで降圧薬治療の必要性やその開始時期を個別症例ごとに検討する。

脳心血管病の既往者は高リスクであり，いずれの血圧レベルであっても，生活習慣への計画的な介入（生活習慣の修正/非薬物療法）を行う。また，それぞれの疾患に対応する降圧目標を参考に早期に降圧薬治療を開始する。加えて，発症した脳心血管病に対応する二次予防のための降圧以外の治療（たとえば，脂質治療，糖尿病治療，禁煙，抗血栓治療など）も確実に行う。

3-5　降圧目標 (表3-3)

血圧と脳心血管死亡の関係を検討した61の前向き研究のメタ解析では，40歳代から80歳代に至るまで幅広い年齢層において，血圧が高いほど脳卒中や虚血性心疾患による死亡リスクは増加しており，この関係は高血圧のみならず140/90 mmHg未満の領域においても115/75 mmHgくらいのレベルまで維持される。

● 降圧目標の下限

降圧目標の下限については，これを目的とした臨床研究は行われていない。介入により到達した血圧レベルの層別にイベントや有害事象の発生を比較した成績では，低リスクおよび高リスク高血圧患者で120 mmHg未満に降圧した場合には死亡，脳卒中，腎機能低下の増加が認められている。到達血圧に基づく解析にはいわゆる因果の逆転が存在する可能性があるが，非高齢者では120 mmHg未満，高齢者では130 mmHg未満に降圧された場合には，脳心血管イベントや有害事象が誘発される可能性に注意する必要がある。

3-6 その他の留意事項

● アドヒアランス, コンコーダンス

アドヒアランスは患者が病気や治療の必要性について理解し自発的, 積極的に治療を続けることで, より望ましい姿勢である。さらに, コンコーダンスという言葉には, 患者がチームの一員として医師などの医療スタッフと対等な立場で話し合い, 合意のもとに治療方針を決定し続けていくことが含まれ, 患者が病気と治療について十分な知識を備えることが前提となる。また, 医師が高血圧のリスクや降圧治療の利益, 不利益を十分理解せず, 惰性的に治療を続けることも, コンコーダンス確立の妨げになる。医師（医療機関）と患者の間で良好なコミュニケーションが保たれ, これに医療機関のスタッフがチームとして加わりサポートする体制を形成することが望ましい。表3-4はこのようなアドヒアランス, コンコーダンス医療にアプローチするための要点である。

服薬アドヒアランスは, 血圧コントロールの良否とともに脳心血管病の発生・予後に関係する。服薬アドヒアランス不良に関係する因子は, 1）若年, 2）女性, 3）ポリファーマシーなど複雑な処方, 4）医療機関へのアクセスが困難, 5）軽症高血圧, 6）うつや不安などの精神的な問題, などである。良好なアドヒアランス, コンコーダンスを得るためには, 高血圧がどのような病気であるか, 治療の目的が標的臓器障害と脳心血管病の予防であること, 治療法（生活習慣の修正, 薬物療法）, 治療により期待される効果と副作用, 医療経費などについて医師と患者が共通の理解をもつ必要がある。これに加え, 家庭血圧の自己モニタリングや薬剤師による服薬指導を行うことにより, 服薬アドヒアランスは向上する。また, 降圧薬による副作用の発現は服薬アドヒアランスの妨げとなる。降圧薬のなかでは利尿薬がアドヒアランス不良になりやすいが, 配合剤として処方することにより改善され得る。降圧薬の服薬錠数, 服薬回数が少ないほうがアドヒアランスがよい。この意味で配合剤の使用は服薬錠数を減らすとともに薬剤費を節減し, アドヒアランスを高める。薬剤溶出試験と生物学的同等性試験（服薬後の薬剤血中濃度の推移）により認められた後発医薬品（ジェネリック医薬品）も薬剤費を節減し得る点で, アドヒアランスを高める可能性がある。

表3-4 医療スタッフが患者とパートナーシップを築きコンコーダンス医療を続ける方法

- 高血圧によるリスクと治療の有益性について話し合う
- 高血圧治療の情報を口頭, 紙媒体, 視聴覚資材でわかりやすく提供する
- 患者の合意, 自主的な選択を尊重し, 患者の生活に合った治療方針を決める
- 処方を単純化し, 服薬回数, 服薬錠数を減らす(合剤の使用, 一包化調剤など)
- 家庭血圧の自己測定・記録を推奨し, その評価をフィードバックする
- 医療スタッフ(医師, 看護師, 薬剤師, 管理栄養士), 患者, 家族を含めた治療支援体制を作る
- 治療の費用や中断した場合に負担となるコストについて話し合う
- 服薬忘れの原因・理由について話し合い, 特に副作用や心配・気がかりな問題に注意して, 必要であれば薬剤の変更を考慮する

◉ 抗血栓薬服用中の高血圧患者の血圧管理

　高血圧は抗血栓薬(抗血小板薬, 抗凝固薬)服用中の頭蓋内出血の危険因子であるため, 抗血栓薬を服用している患者においては厳格な血圧管理を行う。

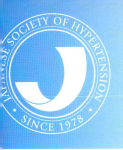

4 生活習慣の修正

　生活習慣の修正は，それ自身による降圧効果が期待されるだけでなく，高血圧予防の観点からも重要である．また，降圧薬服用患者においても降圧作用の増強や投与量の減量につながることが期待できるため，生活習慣の修正は，すべての高血圧患者に対して指導すべきである．また適切な生活習慣は，幼小児期から身につけさせることが重要である．
　表 4-1 に生活習慣の修正項目を示す．図 4-1 に示すように各修正項目単独で得られる降圧度は必ずしも大きくはないが，複合的な修正はより効果的であり，管理栄養士や理学療法士などを含む多職種で指導に取り組むことが望ましい．

4-1　食塩制限

　食塩の過剰摂取が血圧上昇と関連することは，観察研究で報告されており，減塩の降圧効果についても介入試験で証明されている．6g/日未満を目標とした減塩により有効な降圧が得られ，脳心血管病イベントの抑制が期待できることから，本ガイドラインでは減塩目標値を 6g/日未満とする．一部の観察研究において減塩を否定する報告がなされているが，その点を含めて CQ4 で詳細に検討した結果としての推奨である．
　日本人の食塩摂取量は徐々に低下傾向にあるものの，平成29年の国民健康・栄養調査では，男性10.8g/日，女性9.1g/日と報告されており，依然として多い．減塩指導に際しては個人の食塩摂取量を評価することが重要である．表 4-2 に食塩摂取量の評価法を示す．実地診療の場や健診機関などにおいては，尿中ナトリウム測定値から推定した1日尿中食塩排泄量を評価し，食物摂取頻度調査など簡便な調査票を用いて具体的かつ実践可能な減塩手法を提案することが重要である．ただ，スポット尿を用いた推定値の信頼度は高くないため，指導を行いながら測定を繰り返し，傾向を評価して効果を判定することが必要である．高齢者や腎機能低下者，メタ

表4-1 生活習慣の修正項目

1. 食塩制限 6g/日未満
2. 野菜・果物の積極的摂取*
   飽和脂肪酸, コレステロールの摂取を控える
   多価不飽和脂肪酸, 低脂肪乳製品の積極的摂取
3. 適正体重の維持:BMI（体重[kg]÷身長[m]^2）25未満
4. 運動療法:軽強度の有酸素運動（動的および静的筋肉負荷運動）を毎日30分, または180分/週以上行う
5. 節酒:エタノールとして男性20-30mL/日以下, 女性10-20mL/日以下に制限する
6. 禁煙

生活習慣の複合的な修正はより効果的である
*カリウム制限が必要な腎障害患者では, 野菜・果物の積極的摂取は推奨しない
肥満や糖尿病患者などエネルギー制限が必要な患者における果物の摂取は80kcal/日程度にとどめる

図4-1 生活習慣修正による降圧の程度

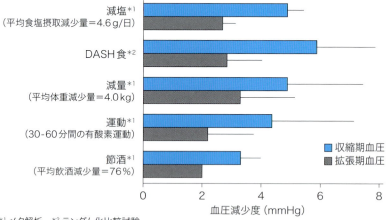

*1 メタ解析　*2 ランダム化比較試験
DASH食については「4-2 栄養素と食事パターン」参照

ボリックシンドローム合併者などは食塩感受性の高い病態であり, 減塩がより有効といえるが, フレイルな高齢者や慢性透析患者などに減塩指導を行う際は, 6g/日未満にこだわらず, 体格, 栄養状態, 身体活動度などを考慮して適宜調整を行うことが望ましい。

表4-2 食塩摂取量評価法

実施者	評価法	位置づけ
高血圧専門施設	24時間蓄尿によるナトリウム排泄量測定 管理栄養士による秤量あるいは24時間思い出し食事調査	信頼性は高く望ましい方法であるが, 煩雑である 患者の協力や施設の能力があれば推奨される
一般医療施設	随時尿[*1], 起床後第2尿でのナトリウム, クレアチニン測定 食事摂取頻度調査, 食事歴法	24時間蓄尿に比し, 信頼性はやや低いが, 簡便であり, 実際的な評価法として推奨される
患者本人	早朝尿（夜間尿）での計算式を内蔵した電子式食塩センサーによる推定	信頼性は低いが, 簡便で患者本人が測定できることから推奨される

[*1] 随時尿を用いた24時間尿ナトリウム排泄量の推定式:
24時間尿ナトリウム排泄量(mEq/日)＝21.98×[随時尿ナトリウム(mEq/L)÷随時尿クレアチニン(mg/dL)÷10×24時間尿クレアチニン排泄量予測値]$^{0.392}$
24時間尿クレアチニン排泄量予測値(mg/日)＝体重(kg)×14.89＋身長(cm)×16.14－年齢×2.043－2244.45

4-2　栄養素と食事パターン

● カリウム摂取

　カリウムはナトリウムの血圧上昇作用に対して拮抗的に作用することから, 野菜・果物などカリウムを多く含む食物の摂取により降圧効果が期待できる。日本人（20歳以上）のカリウム摂取量については, 平成29年の国民健康・栄養調査で, 男性2,382 mg, 女性2,256 mgと報告されている。厚生労働省の「日本人の食事摂取基準2015年版」では目標値を3,000 mg/日以上と提唱していることから, さらに積極的な摂取が推奨される。ただ, 肥満者や糖尿病患者が果物を摂取する場合は適正なエネルギー摂取の範囲内にとどめる必要がある。糖尿病診療ガイドライン2016では, 果物摂取に関して1日1単位（80 kcal）程度（バナナ中1本, リンゴ中1/2個程度）までと提唱している。また, 慢性腎臓病患者ではステージ3bで2,000 mg/日以下, ステージ4以上では1,500 mg/日以下のカリウム制限が必要であり, 野菜, 果物の摂取制限に関して適切な指導を行う必要がある。

● DASH食, 地中海食, ノルディック食, 和食

　単独の食事成分ではなく, 食事パターンが有効な降圧をもたらすことも

報告されている。なかでも野菜・果物・低脂肪乳製品が豊富で，飽和脂肪酸とコレステロールが少ない DASH（Dietary Approach to Stop Hypertension）食とそれに減塩を組み合わせた DASH-sodium 食には十分なエビデンスがある。また，地中海食やノルディック食などオリーブオイルや多価不飽和脂肪酸が豊富に含まれる食事や，魚介類，さらに穀物，野菜，果物，豆などが豊富で，肉類を控える食事により有効な降圧が得られることが報告されている。伝統的な日本食はこれらの食事パターンに近く，減塩と組み合わせることで望ましい食事となる。

4-3　適正体重の維持

● 肥満と高血圧の関係

肥満と高血圧発症頻度上昇に関するエビデンスは明らかである。多くの国内外のコホート研究によって因果関係が示されている。高血圧発症リスクについて $BMI < 20\,kg/m^2$ を1とすると，$BMI\,25.0\text{-}29.9\,kg/m^2$ で 1.5-2.5 倍と推定されている。特に，BMI 値が高いことや体重の経時的増加は有意な高血圧発症危険因子である。

● 減量の降圧効果

減量の降圧効果は，複数のメタ解析で示されている。日本人肥満者を対象にした研究でも 3％以上の減量で有意な降圧をきたすことが示されているので，肥満合併高血圧症例には，まず，減塩・運動および食事療法などの包括的生活習慣改善，減量を図るべきである。

4-4　運動降圧療法

有酸素持久性動的運動療法の降圧効果は，多くのメタ解析の結果より確立されている。米国心臓病学会（ACC）/ 米国心臓協会（AHA）2013 心血管リスク低減のための生活習慣管理ガイドラインでは，2001-2008 年に報告されたメタ解析の結果を基に，運動療法は収縮期血圧で 2-5 mmHg，拡張期血圧で 1-4 mmHg の低下が期待されると報告されている。高血圧，脂質異常，糖代謝異常，肥満などの生活習慣病の予防や治療には，速歩，ステッ

プ運動，スロージョギング，ランニングのような有酸素持久性動的運動が推奨されている。運動強度については，最大酸素摂取量の40-60％程度を推奨している。これは自覚的には「軽く息が弾む」「軽く汗ばむ」ようなボルグ指数で「12から13のややきつい」程度である。

4-5　節酒

● 飲酒と疾患との関係

飲酒習慣は血圧上昇の原因となる。大量の飲酒は高血圧に加えて脳卒中やアルコール性心筋症，心房細動，夜間睡眠時無呼吸などを引き起こすだけでなく，癌の原因にもなり死亡率を高める。飲酒量と全死亡の関係をJ型カーブとする研究が少なくないが，最近のメタ解析では少量飲酒者の死亡率低下は認められていない。

● 飲酒，節酒と血圧の関係

アルコール単回摂取は数時間持続する血圧低下につながるが，長期に続けると血圧は上昇に転じる。介入研究では，飲酒制限により1-2週間のうちに降圧が認められている。メタ解析でもアルコール制限の効果が示されているが，降圧は3/2mmHg程度である。

● 制限量

高血圧の管理においては，エタノールで男性20-30mL（おおよそ日本酒1合，ビール中瓶1本，焼酎半合，ウィスキーダブル1杯，ワイン2杯に相当）/日以下，女性はその約半分の10-20mL/日以下に制限することが勧められる。

4-6　禁煙

喫煙が脳心血管病のリスクであることは確立しているが，喫煙と血圧の関係については，長らく明らかではなかった。1本の紙巻きたばこの喫煙で，15分以上持続する血圧上昇を引き起こすことが示されている。喫煙の急性効果として交感神経活動の亢進，酸化ストレス増大，血管収縮が認められ，

慢性的な効果として動脈硬化が報告されている。これらは高血圧の発症に深く関係すると考えられる。

いくつかの横断研究において，習慣的な喫煙と高血圧に関係があると報告されているが，一方で喫煙者での血圧低値を指摘する報告もある。また，禁煙後にはむしろ血圧が上昇するという報告があり，それには禁煙後の体重増加が関係していると考えられる。禁煙後の血圧管理においては，食生活の変化などに伴う体重増加に注意すべきであろう。

4-7　その他の生活習慣の修正

● 寒冷

寒冷が血圧を上げ，冬季には血圧が高くなることが知られている。脳心血管疾患による冬季の死亡率は，暖房や防寒の不十分な場合ほど高くなる。したがって，高血圧患者では冬季の暖房に配慮すべきであり，わが国においてはトイレや浴室・脱衣所などの暖房が見落とされやすいので注意が必要である。2013年に，寒冷による血圧上昇に関して3年間の経過観察研究が発表され，外界気温と血圧は逆相関し，高血圧管理では，寒い日，男性，やせ，飲酒者に対して注意が必要であった。

● ストレス

ストレスと血圧の関係に関して，最近のメタ解析によると，心理的・社会的ストレスによって高血圧発症が2倍以上高まることが報告された。高血圧患者は，正常血圧者に比べて2倍以上のストレスにさらされていた。ストレス管理では，ヨガや瞑想，バイオフィードバックの有効性も示唆されたが，エビデンスとしては強くなかった。

● 睡眠

睡眠障害の健康への影響に関しては疫学研究で指摘され，いくつかの総説が発表された。睡眠障害は，交感神経系や視床下部-下垂体-副腎系の活動性を亢進し，代謝や日内変動，炎症などを変化させ，長期的な影響として，高血圧・脂質異常症・心血管疾患・糖尿病などの発症や体重を増加させる。中等度以上の睡眠時無呼吸症候群による血圧上昇は，男性では明らかであ

るが女性では認められないという性差の存在についての報告もある。短い睡眠時間や交代勤務，休日の少なさなどが複合的に関与して，高血圧を含むメタボリックシンドロームの新規発症に関与するという報告がある。

◉ 入浴

入浴習慣は，湯温や浴室温度，湯につかるかどうか，入浴時間，回数など，国によって大きく異なる。日本からは入浴によって中心血圧が低下することや，入浴や飲酒によって血圧の日内変動が大きくなり，夕食後と眠前で血圧が低下することが報告されている。

◉ 便秘

便秘については脳心血管病発症や慢性腎不全に関して報告があり，高血圧との関係では，便秘に伴ういきみは血圧を上昇させるので，便秘予防の指導や，必要な場合には緩下剤の投与を行う。

◉ 性行為

性行為と高血圧に関しては，降圧薬による性行為障害などに関する論述が見受けられるが，必ずしも統一した見解ではなく，今後の検討が必要である。一方，最近の研究では，女性の性行為への血圧の影響は大きくないと報告された。特に男性の場合，性行為は血圧を上昇させるので，脳心血管病を伴っている場合，刺激の強い性行為は慎むべきであろう。

4-8　特定保健用食品（トクホ），機能性表示食品

◉ 特定保健用食品（トクホ）

「特定保健用食品」は，健康増進法第26条第1項の許可または同法第29条第1項の承認（消費者庁長官）を受けて，食生活において特定の保健の目的で摂取するものに対し，その摂取により当該保健の目的が期待できる旨を表示する食品をいう。特定保健用食品の審査で要求している有効性の科学的根拠のレベルには届かないが，一定の有効性が確認され，限定的な科学的根拠である旨の表示をする食品は「条件付き特定保健用食品」とよび，それぞれ図4-2に示すマーク表示がある。血圧に有効とされる食品の

図4-2 特定保健用食品

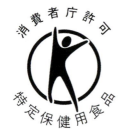 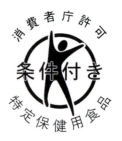

特定保健用食品（疾病リスク低減表示・規格基準型を含む）（左）と
条件付き特定保健用食品（右）

降圧機序としてアンジオテンシン変換酵素（ACE）阻害活性に基づくものが多いが，摂取に際しては表示されている「1日当たりの摂取目安量」を遵守するとともに，妊婦や腎障害を有する場合には注意喚起をする必要がある。「特定保健用食品」については，降圧薬の代替品にはならず，降圧効果に過剰な期待をもたないように説明するとともに，摂取を積極的に勧めない。すでに降圧薬を服用している患者でこれらの食品を使用したい場合には，医師と相談するよう注意喚起を行う。

● 機能性表示食品

2015年7月から届出制の「機能性表示食品」の表示制度が始まっているが，客観的な信頼性については課題があり，降圧を目的とした摂取を推奨しない。

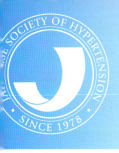

5 降圧治療

5-1 降圧薬選択の基本

　血圧値が高くなるほど，生活習慣の改善のみでは目標降圧レベルに達することは困難であり，降圧薬による治療が必要となる。降圧薬で血圧を下降させることにより，脳心血管病の発症を予防できる。この効果は降圧薬の種類によらず，降圧度の大きさに比例することが大規模臨床試験のメタ解析から示されている。個々の高血圧患者に対しては，もっとも降圧効果が高く，合併する種々の病態に適した降圧薬を選択する。

● 第一選択薬

　カルシウム（Ca）拮抗薬，アンジオテンシン II 受容体拮抗薬（ARB），アンジオテンシン変換酵素（ACE）阻害薬，利尿薬，β遮断薬（含αβ遮断薬）の5種類の主要降圧薬は，いずれも脳心血管病抑制効果が証明されている。それぞれ積極的適応，禁忌や慎重投与となる病態が存在する。それらの病態がある場合はそれに合致した降圧薬を選択する（**表 5-1，表 5-2**）。積極的適応がない場合の高血圧に対しては，最初に投与すべき降圧薬として，Ca 拮抗薬，ARB，ACE 阻害薬，利尿薬のなかから選択する。

● 降圧薬の使い方

　単剤療法のみで降圧目標を達成できる割合は約4割未満と高くない。降圧目標を達成するための降圧薬の使い方を**図 5-1**に示す。一般的に降圧薬の投与にあたっては，単剤を少量から開始し，投与した降圧薬の副作用が出現したり，ほとんど降圧効果が得られない場合は，他の降圧薬に変更する。積極的適応がない場合の高血圧の降圧療法の進め方は**図 5-2**に示す。

● 降圧速度

　降圧速度は，降圧目標に数ヵ月で到達するくらいの緩徐なほうが副作用

表5-1 主要降圧薬の積極的適応

	Ca拮抗薬	ARB/ACE阻害薬	サイアザイド系利尿薬	β遮断薬
左室肥大	●	●		
LVEFの低下した心不全		●*1	●	●*1
頻脈	● (非ジヒドロピリジン系)			●
狭心症	●			●*2
心筋梗塞後		●		●
蛋白尿/微量アルブミン尿を有するCKD		●		

*1 少量から開始し,注意深く漸増する　*2 冠攣縮には注意

表5-2 主要降圧薬の禁忌や慎重投与となる病態

	禁忌	慎重投与
Ca拮抗薬	徐脈(非ジヒドロピリジン系)	心不全
ARB	妊娠	腎動脈狭窄症* 高カリウム血症
ACE阻害薬	妊娠 血管神経性浮腫 特定の膜を用いるアフェレーシス/ 血液透析	腎動脈狭窄症* 高カリウム血症
サイアザイド系利尿薬	体液中のナトリウム,カリウムが 明らかに減少している病態	痛風 妊娠 耐糖能異常
β遮断薬	喘息 高度徐脈 未治療の褐色細胞腫	耐糖能異常 閉塞性肺疾患 末梢動脈疾患

* 両側性腎動脈狭窄の場合は原則禁忌

もなく望ましい。特に,血圧調節機能が減弱している高齢者では,急激な降圧は避けるべきである。ただし,脳心血管病発症リスクが高い患者においては,治療開始後1-3ヵ月の間の降圧度の差が疾患発症に影響したという成績があり,数週以内に降圧目標に達することが望ましい。

図5-1 降圧目標を達成するための降圧薬の使い方

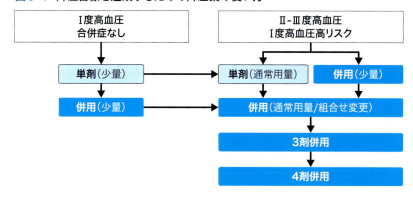

図5-2 積極的適応がない場合の降圧治療の進め方

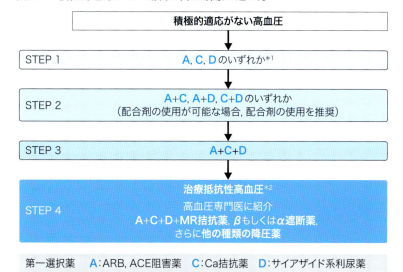

*1 高齢者では常用量の1/2から開始。1-3ヵ月間の間隔で増量
*2 5-5「治療抵抗性高血圧，コントロール不良高血圧」を参照

● 降圧薬の減量と中止

　血圧には季節変動があり，夏季に血圧が低下する患者では，一時降圧薬の減量あるいは中止を考慮してよい。逆に冬季には血圧が上昇して増量や再投与が必要になることも少なくない。

　降圧薬治療によって少なくとも1年以上血圧が正常化した場合であって

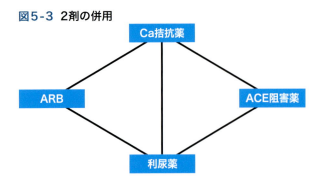

図5-3 2剤の併用

も，減量もしくは中止すると，通常6ヵ月以内に血圧が高血圧レベルまで再上昇することが多い。したがって，適正な生活習慣の継続および血圧の定期観察を条件に，休薬を試みてもよいが，治療前に臓器障害や合併症のないⅠ度高血圧である場合以外は推奨できない。

5-2　併用療法

異なるクラスの降圧薬の併用は同一薬の倍量投与よりも降圧効果が大きいことがメタ解析で示されている。現在第一選択薬の間で併用が推奨される組み合わせは，①ACE阻害薬あるいはARB＋Ca拮抗薬，②ACE阻害薬あるいはARB＋利尿薬，③Ca拮抗薬＋利尿薬，となる（図5-3）。

● 3剤の組合せ

2剤で十分な降圧が得られない場合，ARB/ACE阻害薬，Ca拮抗薬，利尿薬の3種類の薬剤の併用が推奨される。

● その他の薬剤の組合せ

ミネラルコルチコイド受容体（MR）拮抗薬はCa拮抗薬，利尿薬，β遮断薬と併用されることが多い。また，ACE阻害薬やARB，β遮断薬と同様に心不全の予後改善効果のエビデンスがあり，心不全合併症例では，ACE阻害薬あるいはARBにβ遮断薬，利尿薬を併用したうえでMR拮抗薬の併用が推奨される。なおACE阻害薬あるいはARBとMR拮抗薬の併用に際しては，腎機能や血清カリウム値に注意が必要である。

3剤併用でも目標血圧に達しない場合は，① MR 拮抗薬，②β遮断薬，③α遮断薬，④ 直接的レニン阻害薬，⑤ その他として非ジヒドロピリジン系Ca拮抗薬，中枢性交感神経抑制薬，ヒドララジンの追加を考慮する(5-5「治療抵抗性高血圧，コントロール不良高血圧」参照)。

5-3　配合剤

　配合剤の使用により服薬錠数を少なくし，処方を単純化することは，アドヒアランス改善に有用である。

　配合剤は用量が固定されており初期投与すると過度な血圧低下のおそれがあるため，まずは単剤，ないしは2剤の併用から開始し用量を固定したうえで，配合剤へと切り替えることが推奨される。3剤配合剤も2剤配合剤と同様に，3剤併用で用量を固定したうえでの切替えが推奨される。

5-4　ジェネリック医薬品

　ジェネリック医薬品（後発医薬品）は，先発医薬品と同一の有効薬剤成分を含有している。そのなかでオーソライズドジェネリック医薬品は，先発医薬品と有効薬剤成分や添加物，製造方法がすべて同一の後発医薬品であり，薬剤費用を抑制して継続可能な医療を提供するにあたり，積極的に使用することが望まれる。

5-5　治療抵抗性高血圧，コントロール不良高血圧

　利尿薬を含むクラスの異なる3剤の降圧薬を用いても血圧が目標まで下がらないものは，治療抵抗性高血圧と定義される。4剤以上の降圧薬で血圧が目標値に到達しているものも，コントロールされた治療抵抗性高血圧である。厳密な意味での治療抵抗性高血圧は，十分な生活習慣の修正を行ったうえで，利尿薬を含む適切な用量の降圧薬を投与しても目標血圧まで下がらない状態である。また，2-3剤の降圧薬でコントロール不良であるが定義を満たさないものや利尿薬が使用されていない場合は，コントロール不良高血圧として扱い，治療抵抗性高血圧と同様な対策をとることが実際

表5-3 高血圧治療における治療抵抗性およびコントロール不良高血圧の要因と対策

要因	対策
血圧測定上の問題 　小さすぎるカフ(ゴム囊)の使用 　偽性高血圧	カフ幅は上腕周囲の40%, かつ, 長さは少なくとも上腕周囲を80%取り囲むものを使用する 高度な動脈硬化に注意する
白衣高血圧, 白衣現象	家庭血圧, 自由行動下血圧測定により確認する
服薬管理の問題 (服薬アドヒアランス不良)	十分な説明により服用薬に対する不安を取り除く, 副作用がでていれば他剤に変更する 繰り返す薬物不適応には精神的要因も考慮する, 経済的問題も考慮する 患者の生活に合わせた服薬スケジュールを考える, 医師の熱意を高める
生活習慣の問題 　食塩摂取の過剰 　肥満(エネルギー摂取過剰, 運動不足) 　過度の飲酒	減塩の意義と必要性を説明する, 管理栄養士と協力して繰り返し指導する エネルギー制限や運動について繰り返し指導する エタノール 20-30 mL/日以内にとどめるよう指導する
睡眠時無呼吸症候群	CPAP(持続陽圧呼吸)など適切な治療を行う(p.67参照)
体液量過多 　利尿薬の使い方が適切でない 　腎障害の進行	3種以上の併用療法では, 1薬を利尿薬にする, 腎機能低下例(eGFR 30 mL/分/1.73 m² 未満)ではループ利尿薬を選択する, 利尿薬の作用持続を図る 減塩を指導し, 上に述べた方針に従い利尿薬を用いる
降圧薬の組合せ, 用量が不適切 **薬効持続が不十分**	異なる作用機序をもつ降圧薬を組み合わせる, 利尿薬を含める, 十分な用量を用いる 早朝高血圧, 夜間高血圧の場合は, 降圧薬を夜または夕に用いる
血圧を上昇させうる薬物や食品	非ステロイド性抗炎症薬, 副腎皮質ステロイド, カンゾウ(甘草)を含む漢方薬, グリチルリチン製剤, 経口避妊薬, シクロスポリン, エリスロポエチン, 抗うつ薬, 分子標的薬などを併用していれば, 可能であれば中止あるいは減量する, 各薬物による昇圧機序あるいは相互作用に応じた降圧薬を選択する
二次性高血圧	特徴的な症状・所見の有無に注意し, スクリーニング検査を行う, 高血圧専門医に紹介する

表5-4 治療抵抗性高血圧およびコントロール不良高血圧への薬物治療

Ca拮抗薬, ACE阻害薬/ARB, 利尿薬の3剤で目標血圧に達しない場合,

1. 増量, または服薬法変更 (1日2回あるいは夜1回に)

2. MR拮抗薬の追加 (血清カリウムに注意)

3. 交感神経抑制薬 ($\alpha\beta$遮断薬, β遮断薬, α遮断薬) の追加

4. さらなる併用療法
   a. 中枢性交感神経抑制薬の追加
   b. 血管拡張薬 (ヒドララジンなど) の追加
   c. ジヒドロピリジン系, 非ジヒドロピリジン系Ca拮抗薬の併用
   d. ARB, ACE阻害薬, 直接的レニン阻害薬のうち, 2種の併用 (血清カリウム, 腎機能に注意)
   e. サイアザイド系利尿薬, ループ利尿薬の併用

5. 適切な時期に高血圧専門医に相談

的と考えられる。

　コントロール不良および治療抵抗性高血圧であっても, **表5-3**にあげるような要因を修正することで, 十分な降圧を得られることがある。5剤以上を用いても血圧が目標値に達しない高血圧は難治性高血圧と定義されている。治療抵抗性高血圧や難治性高血圧は, 臓器障害を有するものや脳心血管病の高リスクの患者を多く含むため, 適切な時期に高血圧専門医へ紹介することが望ましい。降圧薬治療の対応については**表5-4**にまとめる。

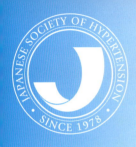

6 臓器障害を合併する高血圧

6-1 脳血管障害

脳血管障害を合併する高血圧の治療のまとめを**表6-1**に示す。

● 超急性期・急性期

脳血管障害発症24時間以内の超急性期，1-2週間以内の急性期には，脳梗塞，脳出血，くも膜下出血の病型にかかわらず血圧は高値を示す。この発症に伴う血圧上昇は，ストレス，尿閉，頭痛，脳組織の虚血，浮腫や血腫による頭蓋内圧亢進などの生体防御反応によると考えられる。多くの例では安静，導尿，痛みのコントロール，脳浮腫の治療によって，降圧薬の投与なしに徐々に降圧する。脳梗塞では発症24時間以内，脳出血では数日以内に下降し始める場合が多い。

高血圧に伴い脳血流自動調節域は右方（血圧の高い方）へシフトしているが，脳血管障害急性期には自動調節自体が消失し，わずかな血圧の下降によっても脳血流は低下する。すなわち，降圧によって病巣部およびその周辺のペナンブラ領域（血流の回復により機能回復が期待できる可逆性障害の領域）の増大をきたす可能性がある。なお，虚血部は血管麻痺の状態にあるために，血管拡張作用を有する薬物は健常部の血管のみを拡張し，病巣部の血流は逆に減少する，いわゆる脳内盗血現象を生ずることがある。これらのことより，脳梗塞急性期の積極的な降圧治療には留意が必要である。一方で，脳出血の場合には急性期から積極的な降圧が行われるようになってきている。

● 慢性期

脳血管障害の既往を有する患者は，高率に脳血管障害を再発することが知られており，脳血管障害の最大の危険因子である高血圧をいかにコントロールするかは，慢性期の脳血管障害患者の治療上きわめて重要である。

表6-1 脳血管障害を合併する高血圧の治療

	降圧治療対象	降圧目標	降圧薬
超急性期（脳梗塞患者で，血栓溶解療法[*1]予定の場合）（発症24時間以内）			
脳梗塞 発症4.5時間以内	血栓溶解療法予定患者[*1] SBP＞185mmHg または DBP＞110mmHg	血栓溶解療法施行中および施行後24時間： ＜180/105mmHg，前値の85-90%	ニカルジピンなどCa拮抗薬の微量点滴静注
急性期（発症2週以内）			
脳梗塞	SBP＞220mmHg または DBP＞120mmHg	前値の85%	ニカルジピンなどCa拮抗薬の微量点滴静注または経口薬（Ca拮抗薬，ACE阻害薬，ARB，利尿薬）
脳出血	SBP＞140mmHg	SBP＜140mmHg[*2]	
くも膜下出血 （破裂脳動脈瘤で発症から脳動脈瘤処置まで）	SBP＞160mmHg	前値の80%[*3]	
慢性期（発症1ヵ月以後）			
脳梗塞 （両側頸動脈高度狭窄や脳主幹動脈閉塞なし） 脳出血 くも膜下出血	SBP≧130mmHg	＜130/80mmHg	経口薬（Ca拮抗薬，ACE阻害薬，ARB，利尿薬）
脳梗塞 （両側頸動脈高度狭窄や脳主幹動脈閉塞あり，または未評価の場合）	SBP≧140mmHg	＜140/90mmHg	

SBP：収縮期血圧，DBP：拡張期血圧
[*1] 血栓回収療法予定患者については，血栓溶解療法に準じる。
[*2] 重症で頭蓋内圧亢進が予想される症例では，血圧低下に伴い脳灌流圧が低下し，症状を悪化させる，あるいは急性腎障害を併発する可能性があることに留意する。
[*3] 重症で頭蓋内圧亢進が予想される症例，急性期脳梗塞や脳血管攣縮の併発例では血圧低下に伴い脳灌流圧が低下し症状を悪化させる可能性があるので慎重に降圧する。

降圧薬治療は，あらゆるタイプの脳血管障害の再発，非致死性脳梗塞の再発，心筋梗塞および全血管イベントの発生を有意に抑制させる。

● 無症候性脳血管障害

高血圧との関連で重要な無症候性脳梗塞のほとんどはラクナ梗塞と同様の小梗塞であり，高血圧や加齢が最大の危険因子となる小血管病と考えら

れている。また大脳白質病変の最大の危険因子も高血圧である。

　原則的に，無症候性脳梗塞や脳出血を合併する高血圧患者の降圧療法における目標血圧値や有用な降圧薬は脳血管障害慢性期のそれに準ずるが，PROGRESS の CT サブ解析の結果からも，より十分な降圧療法が望ましい。

6-2　心疾患

　心臓は高血圧の重要な標的臓器である。収縮期および拡張期の圧負荷の増大により，心肥大・心筋間質の線維化などの心筋リモデリングや冠動脈内皮障害が生じる。さらに，脂質異常症，糖尿病，喫煙などの危険因子の併存と相まって，冠動脈硬化が促進される。心筋リモデリングや冠動脈硬化の進展により，冠動脈疾患，心不全，不整脈，突然死に至る。心疾患の発症や死亡を減少させるためには血圧を十分かつ持続的に下げることが重要である（**表 6-2**）。

6-3　腎疾患

　高血圧と腎臓は相互に密接に関連し，高血圧の成因に腎臓はきわめて重要な役割を果たす。一方，高血圧は腎障害を引き起こして慢性腎臓病（CKD）の原因となり，いったん CKD が発症すると高血圧が重症化するという悪循環が形成される。また，CKD では夜間の降圧が消失するなどの日内リズムの異常がみられ，脳心血管病発症の危険因子となっている。さらに，CKD には睡眠時無呼吸症候群が高率に合併しており，高血圧の重症化の原因になることも指摘されている。したがって，CKD 合併高血圧においては，CKD の原疾患の治療とともに 24 時間にわたる血圧の厳格な管理が重要となる。CKD の早期発見のため，すべての高血圧患者で検尿と推算糸球体濾過量（eGFR）の算出を行う。

　CKD の定義と重症度分類を**図 6-1** に示す。GFR 測定のゴールドスタンダードはイヌリン・クリアランスの測定である。しかしながら，イヌリン・クリアランス測定は煩雑であるため，日常臨床で簡便にスクリーニングするには適さない。各種の推算式が設定されている（**表 6-3**）。

表6-2 心疾患を合併する高血圧の治療

心肥大	● 心肥大退縮のために持続的かつ十分な降圧が必要 ● 第一選択薬はRA系阻害薬, 長時間作用型Ca拮抗薬
冠動脈疾患	● 降圧目標は130/80mmHg未満とする ● 器質的冠動脈狭窄による狭心症の第一選択薬[*1]：β遮断薬と長時間作用型Ca拮抗薬 ● 冠攣縮性狭心症の第一選択薬：Ca拮抗薬[*2]
心筋梗塞後	● 標準的薬物治療：ACE阻害薬（忍容性がない場合ARB），β遮断薬の併用療法 ● 重症収縮機能症例：MR拮抗薬[*3]を追加 ● うっ血改善：利尿薬を追加 ● 標準的薬物治療を最大忍容量まで漸増しても降圧が不十分な場合：長時間作用型Ca拮抗薬を追加
心不全 　左室駆出率の低下した 　心不全（HFrEF）	● 血圧が正常か低い症例が多いが, 降圧に加え, QOLや予後の改善, 心不全入院抑制のため降圧薬を用いる ● 病態や併存疾患に応じた個別治療が重要となるため, 一概に降圧目標値を定めることはできない ● 標準的薬物治療：ACE阻害薬（忍容性がない場合ARB）[*4]，β遮断薬[*4], 利尿薬, MR拮抗薬[*5]の併用療法 ● 利尿薬の適切な使用下に, 標準的薬物治療を最大忍容量まで漸増しても降圧が不十分な場合：長時間作用型Ca拮抗薬を追加
左室駆出率の保たれた 　心不全（HFpEF）	● 収縮期血圧130mmHg未満をめざす ● 個々の病態に合わせた利尿薬を中心とした降圧薬治療
心房細動	● 新規発症予防：収縮期血圧130mmHg未満の降圧が有効 ● 心肥大や心不全例での心房細動新規発症予防：RA系阻害薬を中心とした降圧薬治療 ● 心房細動例：適切な抗凝固療法, 心拍数コントロールとともに, 収縮期血圧130mmHg未満をめざす

[*1] 循環器専門医と連携をとり, 冠動脈狭窄や心筋虚血の評価を行い, 適応例では冠血行再建術
[*2] 高血圧の有無にかかわらず冠攣縮予防のために用いる
[*3] 高カリウム血症に注意する
[*4] 少量から開始し慎重にゆっくりと増量する
[*5] おもに重症左室駆出率低下症例に用い, 高カリウム血症に注意する

● 糖尿病性腎症, 糖尿病性腎臓病

　糖尿病患者に腎障害を合併した場合,「糖尿病性腎症」とみなしがちである。近年, 糖尿病に合併する腎障害の成因と病態が多様化であることが明らかとなった。従来から認識されてきた糖尿病性腎症は, 長期にわたる不十分な血糖管理を背景に, 糸球体過剰濾過, 微量アルブミン尿, 顕性蛋白尿, ネフローゼ期を迎えて次第に腎機能が低下する, という過程をたど

図6-1　CKDの定義と重症度分類

原疾患	蛋白尿区分		A1	A2	A3
糖尿病	尿アルブミン定量 (mg/日)		正常	微量 アルブミン尿	顕性 アルブミン尿
	尿アルブミン/Cr比 (mg/gCr)		30未満	30-299	300以上
高血圧 腎炎 多発性嚢胞腎 移植腎 不明 その他	尿蛋白定量 (g/日)		正常	軽度蛋白尿	高度蛋白尿
	尿蛋白/Cr比 (g/gCr)		0.15未満	0.15-0.49	0.50以上

GFR区分 (mL/分/1.73 m²)

			A1	A2	A3
G1	正常または高値	≧90			
G2	正常または軽度低下	60-89			
G3a	軽度-中等度低下	45-59			
G3b	中等度-高度低下	30-44			
G4	高度低下	15-29			
G5	末期腎不全(ESKD)	<15			

重症度のステージはGFR区分と蛋白尿区分を合わせて評価する。
重症度は原疾患・GFR区分・蛋白尿区分を合わせたステージにより評価する。CKDの重症度は死亡,末期腎不全,心血管死亡発症のリスクを　　　のステージを基準に,　　,　　,　　の順にステージが上昇するほどリスクは上昇する。

（エビデンスに基づくCKD 診療ガイドライン2018［KDIGO 2012 CKDガイドラインを日本人用に改変］より）

るのが通例であった。近年, 正常-微量アルブミン尿の段階で急速に腎機能が低下する例（rapid/fast decliner）が少なからず存在することが示されている。また, ある一定の傾きでGFRが低下（linear decline）する場合だけでなく, ある段階から急速に腎機能が低下する（nonlinear decline）症例の存在も報告されている。

このように, 定型的な経過をたどる"古典的"糖尿病性腎症（diabetic nephropathy）以外の病態が明らかになってきており, 糖尿病性腎臓病（dia-

表6-3 推算GFR (eGFR)

- 血清クレアチニン値に基づく推算糸球体濾過量(eGFRcreat)

  eGFRcreat(mL/分/1.73m²)=194×Cr$^{-1.094}$×年齢(歳)$^{-0.287}$ (女性は×0.739)
  Cr:血清クレアチニン濃度(mg/dL)。酵素法で測定されたCr値を用いる。
  75%の症例が実測GFR±30%の範囲に入る。
  血清Cr値は筋肉量の影響を受けるため,筋肉量の減少した高齢者では注意が必要である。

- 筋肉量の影響を受けない血清シスタチンC値に基づくGFR推算式

  男性:eGFRcys(mL/分/1.73m²)=(104×Cys-C$^{-1.019}$×0.996^{年齢})−8
  女性:eGFRcys(mL/分/1.73m²)=(104×Cys-C$^{-1.019}$×0.996^{年齢}×0.929)−8
  Cys-C:血清シスタチンC濃度(mg/L)
  血清Cys-C値は妊娠,HIV感染,甲状腺機能障害などで影響されるため注意する。

これらの推算式は標準的体表面積を1.73m²(170cm,63kgに相当)と想定し補正しているため,薬剤投与計画立案時など精確な腎機能評価が必要な場合は,患者自身の体表面積(BSA:body surface area)で補正する。

これらの推算式は18歳以上に適用する。小児の腎機能評価には小児の評価法を用いる。
(エビデンスに基づくCKD 診療ガイドライン2018 より作表)

betic kidney disease:DKD) と包括的に呼称される。DKD の定義は確定しておらず,糖尿病に付随する血管障害,加齢の関与が推定されている。

● 生活習慣の修正

CKD の治療において,生活習慣の修正はもっとも基本的かつ重要な事項である。食塩制限,適正体重の維持,禁煙,および腎機能に応じた蛋白摂取制限を行う。減塩目標値は6g/日未満を推奨する。高齢者では,厳格な食塩制限や蛋白制限は GFR 低下やサルコペニア,フレイルのリスクもあり,個々の病態に応じた総合的判断の下に指導を行う。運動療法については,腎機能,年齢,患者背景に応じて,安全な環境下で実施する。

● 降圧薬治療

・降圧目標

糖尿病非合併 CKD の場合,蛋白尿の有無が降圧目標設定に重要な役割を果たす。尿蛋白がある場合,あるいは CKD 重症度区分における蛋白尿 A2,A3 区分では 130/80 mmHg 未満を推奨する。糖尿病非合併 CKD で,蛋白尿がない場合の 130/80 mmHg 未満の厳格な降圧の有用性(脳心血管

病発症予防，末期腎不全［ESKD］進展抑制）を示すエビデンスは乏しい。益と害のバランスを考慮し，ベースラインの腎機能，年齢に配慮した個別化対応が必要である。特に高齢者では降圧の速度に注意し，過度の降圧を避ける。

・降圧薬の選択

尿蛋白がある場合，あるいは CKD 重症度区分における蛋白尿 A2，A3 区分では，第一選択薬としてレニン-アンジオテンシン（RA）系阻害薬を推奨する。

蛋白尿がない場合（A1 区分）では，RA 系阻害薬を第一選択薬として推奨するエビデンスに乏しいため，RA 系阻害薬，Ca 拮抗薬，サイアザイド系利尿薬のいずれかを推奨する。

● 透析患者

血液透析患者は腎機能途絶により体液量の調整能が大きく低下しているため，体液貯留状態，動脈硬化の進行程度など血圧に影響する因子が個々に大きく異なる。そのため，生命予後や心血管イベントを指標とした臨床研究が多数報告されているにもかかわらず，血液透析患者に対する画一的な管理指標を設定することは難しい。

透析前後で血圧が大きく変動することもあり，1 週間の平均値も含めてどの時点での血圧を管理の指標にするかという基本的な観点での議論も続いているが，これらに対して日本透析医学会が提唱した基準もすべての患者に適合するとはいえない。

現時点では血液透析患者の血圧管理における数値目標を決定することは困難であり，出血性の合併症を生じず，内シャント血流を維持できて，透析中の血圧低下を生じない程度の非常に広い範囲で，家庭血圧も参考にして患者ごとに安全域を定めて行うのが現実的と考えられる。

6-4　血管疾患

● 大動脈解離

急性大動脈解離は高血圧緊急症の 1 つであり，迅速な降圧，心拍数コントロール，鎮痛および絶対安静を必要とする。解離の部位や形態，分枝動

脈の狭窄・閉塞による末梢循環障害の有無について経時的に綿密な観察を行い，原則としてスタンフォード分類A型解離では速やかに手術治療，B型解離では薬物治療を行う。

降圧についての明確なエビデンスはないが，速やかな作用のあるCa拮抗薬（ニカルジピン，ジルチアゼム），ニトログリセリン，ニトロプルシドとβ遮断薬を組み合わせて持続注入し，収縮期血圧を 100-120 mmHg に維持することが望ましい。ジルチアゼムとβ遮断薬を併用する場合には，徐脈に注意する。

慢性期においてはβ遮断薬が解離関連イベントを減らすとの報告がある。再解離および破裂の予防を目的として収縮期血圧 130 mmHg 未満を目標とする厳格な血圧のコントロールが望まれる。

● 大動脈瘤

胸部大動脈瘤に対する厳格な降圧治療は重要であり，エビデンスは確立されていないが収縮期血圧を 105-120 mmHg に維持することが望まれる。

腹部大動脈瘤に対する厳格な降圧療法の効果についての確立されたエビデンスはない。しかし，動脈硬化が腹部大動脈瘤の成因に深く関与していることは疑いなく，禁煙は重要である。

● 閉塞性動脈硬化症

血行再建術の進歩により，虚血症状が改善する例が増加した。監視下における計画的な運動プログラムの実践は，下肢虚血症状の改善に有効である。厳格な降圧は下肢虚血症状の改善に対して無効な場合が多いが，禁煙をはじめとする危険因子の除去とともに，脳心血管病イベントを予防するうえにおいて重要である。β遮断薬が積極的な適応となる心不全や冠動脈疾患などを合併する場合には，虚血肢の病状増悪に注意して慎重に投与する。

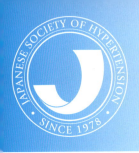

7 他疾患を合併する高血圧

7-1 糖尿病

　糖尿病患者には診察時に毎回血圧測定を行い，家庭血圧測定を勧める．糖尿病患者の血圧測定では，起立性低血圧を呈する症例もあるため，座位に加えて臥位・立位の血圧も適宜測定する．糖尿病合併高血圧の治療方針を図7-1に示す．

7-2 脂質異常症

　脂質異常症を合併した高血圧患者は，脂質異常症の包括的リスク評価をした後に，生活習慣の改善，禁煙，エネルギー摂取量の管理と適正体重の維持，飽和脂肪酸，アルコール，コレステロール，トランス脂肪酸の摂取制御，活動量や体力レベルのアップに努める．高LDLコレステロール管理にはスタチンを第一選択薬とするのが妥当である．LDLコレステロール管理目標値は，一次予防高リスク群では120 mg/dL未満，二次予防では100 mg/dL未満，家族性高コレステロール血症，急性冠症候群，糖尿病においては他の高リスク病態（非心原性脳梗塞，末梢動脈疾患，慢性腎臓病，メタボリックシンドローム，主要危険因子の重複，喫煙）に応じて70 mg/dL未満を考慮する．

　脂質異常症を合併する高血圧患者の降圧薬選択は，ARB，ACE阻害薬やCa拮抗薬のような脂質代謝に影響しない（lipid neutral），もしくは，軽度改善効果を有する薬剤（α遮断薬）の使用が望ましい．

　脂質異常症とRA系は，インスリン抵抗性や血管内皮機能において関連するが，実臨床では降圧薬とスタチンの併用が妥当である．高トリグリセライド血症にはフィブラート系薬剤の投与を考慮する．低HDLコレステロール血症は生活習慣の改善によって10%程度上昇が期待できるが，現時点ではそれを是正する薬剤はない．

図 7-1 糖尿病合併高血圧の治療計画

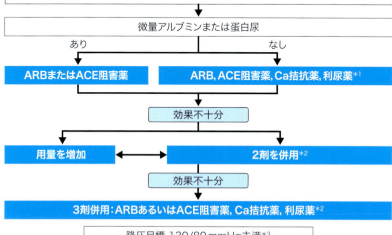

*1 少量のサイアザイド系利尿薬
*2 ARBとACE阻害薬の併用は避ける
*3 動脈硬化性冠動脈疾患, 末梢動脈疾患合併症例, 高齢者においては, 降圧に伴う臓器灌流低下に対する十分な配慮が必要である

7-3 肥満

　肥満者の高血圧発症率は非肥満者の2-3倍である。4-5kgの減量で有意な降圧をきたすとの報告もあり，3％以上の減量で有意な降圧効果が期待される。

　肥満症患者の降圧療法にあたっては，食事療法や運動療法による減量が優先的に行われるが，減量指導後も降圧不十分な場合，薬物療法を導入する。降圧薬治療においては通常の降圧目標達成を優先するが, 糖代謝異常/インスリン抵抗性改善の面からはARB，ACE阻害薬が勧められる。肥満を伴う高血圧では治療抵抗性高血圧がまれでなく，ARB，ACE阻害薬で十

表 7-1　メタボリックシンドロームの診断基準

8学会策定新基準（2005年4月）

● **腹腔内脂肪蓄積**

　ウエスト周囲長　　　　　　　　男性≧85cm　女性≧90cm
　（内臓脂肪面積　男女とも≧100cm^{2}に相当）

上記に加え下記のうち2項目以上

● **脂質値**

　高トリグリセライド血症　　　　　≧150mg/dL
　かつ/または
　低HDLコレステロール血症　　　　＜40mg/dL　　男女とも

● **血圧値**

　収縮期血圧　　　　　　　　　　　≧130mmHg
　かつ/または
　拡張期血圧　　　　　　　　　　　≧85mmHg

● **血糖値**

　空腹時高血糖　　　　　　　　　　≧110mg/dL

（日内会誌. 2005, 94: 794-809. より改変）

分な降圧が得られない場合，長時間作用型 Ca 拮抗剤またはサイアザイド系利尿薬の併用を考慮する。サイアザイド系利尿薬は常用量の半量であれば代謝への影響は少ない。

7-4　メタボリックシンドローム

　メタボリックシンドローム（**表 7-1**）における高血圧治療の原則は，食事・運動療法による内臓脂肪型肥満の是正である。降圧薬を用いる場合には，インスリン抵抗性を改善する降圧薬が望ましいと考えられる。インスリン抵抗性を改善する薬剤としては，ARB，ACE 阻害薬，Ca 拮抗薬，α 遮断薬があげられるが，糖尿病新規発症抑制はインスリン抵抗性改善と関連し，ARB や ACE 阻害薬が他剤に比較して有用である。しかしながら，メタボリックシンドローム合併高血圧の心血管病発症予防における RA 系阻害薬のエビデンスは乏しい。

◉ 特定健康診査・特定保健指導における血圧管理

　高血圧対策としての特定健診・特定保健指導の実際，特定健診における血圧測定とその後の方針を**表 7-2** に記載した。

表 7-2 特定健診・特定保健指導における高血圧対策の実際

(1)血圧測定法：2回の血圧測定を行い，平均をとる。

(2)血圧測定後の方針

① 健診や保健指導を行う場合には，測定血圧値に加えて家庭血圧値も参考にして判断する。

② 保健指導判定基準値の血圧130/85 mmHg以上では医療職が生活習慣の改善を勧める指導をする。ただし，家庭血圧が125/80 mmHg未満の場合，健診時の血圧が130/85 mmHg以上でも白衣現象とみなし，血圧高値とは判定しない。

③ 健診時血圧が130/85 mmHg未満であっても，家庭血圧が125/80 mmHg以上の場合は，高値血圧-高血圧であり，家庭血圧135/85 mmHg以上の場合は，仮面高血圧として，受診勧奨する。

④ 140/90 mmHg以上のときは原則として受診勧奨とする。このとき，家庭血圧を参照とする。
また，140-159/90-99 mmHgのⅠ度高血圧に，糖尿病，慢性腎臓病(CKD)がある場合は，ただちに受診することを勧める。さらに，160/100 mmHg以上(Ⅱ度高血圧以上)も，ただちに受診することを勧める。

⑤ 危険因子のないⅠ度高血圧患者：
原則として受診勧奨とするが，受診勧奨を前提とした情報提供を行う。情報提供にあたっては，受診者に高血圧であることを伝えるとともに，医療職が減塩，食事療法，運動療法の生活習慣改善効果を提示し，家庭血圧測定のうえ，1ヵ月後に，医療機関を受診するよう勧める。

7-5　睡眠時無呼吸症候群

　閉塞性睡眠時無呼吸症候群（OSAS）は高血圧の成因の1つで，二次性高血圧のもっとも多い要因である。OSASはわが国の高血圧にも高頻度にみられ，高血圧患者のOSASを適切に診断し治療することは，きわめて重要である。OSASを疑う所見を**表7-3**に示す。

● 重症度分類

　OSASの診断と重症度分類は睡眠ポリグラフィー（PSG）により，無呼吸・低呼吸指数（apnea hypopnea index：AHI，1時間あたりの無呼吸・低呼吸数）が5-15未満を軽度，15-30未満を中等度，30以上を重度OSASとする。

● 治療の目安

　治療の目安は，AHI 15以上で症状や臓器障害のある高血圧患者では治療

表 7-3 睡眠時無呼吸症候群を疑う所見

症状	眠気, 集中力の低下, 抑うつ状態, 早朝の不定愁訴(頭痛, 倦怠感), 強いいびき, 無呼吸(家族からの指摘も多い), 頻回の夜間覚醒・夜間尿, 夜間呼吸困難(窒息感)
身体所見	肥満, 小顎症, 扁桃肥大, 軟口蓋低位
血圧特性	治療抵抗性高血圧, 早朝高血圧, 夜間高血圧
検査所見	左室肥大(特に診察室血圧と家庭血圧が正常の例), 心不全, 脳血管障害, 夜間発症の脳心血管イベント(心房細動, 上室・心室不整脈を含む), メタボリックシンドローム, 慢性腎臓病, 透析

を考慮し(循環器疾患二次予防ライン),AHI 30 以上で持続陽圧呼吸(CPAP)を含めた積極的治療を行う(循環器疾患一次予防ライン).保険適用上は,終夜 PSG で AHI 20 以上,簡易 PSG のみの場合は AHI 40 以上の重症者が CPAP 治療可能ラインである.OSAS の高血圧は,昼間の血圧上昇に加え,夜間高血圧・non-dipper 型を示すことが多く,家庭血圧では早朝高血圧として検出されることが多い.

OSAS は生活習慣と深く結びついた疾患であるので,まず生活習慣を改善する.減塩に加え,肥満患者では減量を推進し,また喫煙や就寝前の飲酒を禁止する.

重症 OSAS を合併する I 度,II 度の軽症・中等症高血圧患者では,基本的に CPAP 療法を優先する(ただし,保険適用上は,終夜 PSG で AHI 20 以上,簡易 PSG で AHI 40 以上が CPAP 治療可能ライン).III 度以上の重症高血圧合併例では,初診時より薬物治療が必要となることもある.CPAP 療法により大半の重症患者で降圧効果が得られ,non-dipper が dipper に移行し,夜間血圧サージは低下し,脳心血管予後も改善する.

CPAP 療法が施行できない,またはアドヒアランスが悪い OSAS 患者では口腔内装置も有用であることから,耳鼻科や歯科口腔外科を含めた専門医への紹介も考慮する.OSAS 高血圧患者では,脳心血管病リスクが高いことから,降圧目標レベルは,胸部大動脈や心臓への無呼吸イベント時の胸腔内陰圧負荷の増大(80 mmHg に達することがある)を加味し,特に夜間血圧を含めたより厳格な降圧療法を行うことが望ましいが,特定の降圧薬の有用性を示す明確なエビデンスはない.

7-6　痛風・高尿酸血症

高尿酸血症が高血圧に高頻度に合併することはよく知られている。高尿酸血症は高血圧の新規発症の危険因子であり，尿酸低下療法により有意な降圧が得られる。

● 診断と治療

血清尿酸値が7.0 mg/dL を超える場合，高尿酸血症と診断し，摂取エネルギーの適正化による肥満の是正，プリン体・果糖の摂取制限，飲酒制限，習慣的な有酸素運動などの生活指導を開始する。高血圧患者で血清尿酸値が8.0 mg/dL 以上の場合，尿酸降下薬の開始を考慮する。血清尿酸値6 mg/dL 以下を管理目標とする。

● 降圧薬選択

降圧薬の使用に際しては，尿酸代謝に好ましい薬剤を用いる。利尿薬（サイアザイド系，ループ）は尿酸値を上昇させるので，使用せざるを得ない場合は，血清尿酸値の推移に注意する。β遮断薬も尿酸値を軽度上昇させる。Ca拮抗薬，ARB，ACE阻害薬は尿酸代謝に悪影響を及ぼさない。ロサルタンは尿酸排泄促進作用を有するため尿酸値を低下させる。Ca拮抗薬とロサルタンは高血圧患者の痛風発症リスクを減少させる。

尿酸降下薬の選択は，病型分類に基づいて行い，腎機能低下者では選択する薬剤や用量に注意を要する。新規キサンチンオキシダーゼ阻害薬は病型や腎機能低下の有無によらず有効な可能性がある。

7-7　気管支喘息，慢性閉塞性肺疾患

● 気管支喘息

気管支喘息を伴う高血圧患者では，β遮断薬およびαβ遮断薬は使用しない。ACE阻害薬は空咳の副作用があり，気管支喘息による咳と区別が難しいことがあるため，気管支喘息を伴う高血圧患者では推奨できない。気管支喘息を伴う高血圧患者に対して，Ca拮抗薬，ARB，少量の利尿薬は使用可能である。

◉ 慢性閉塞性肺疾患（COPD）

慢性閉塞性肺疾患を伴う高血圧患者に対して，Ca 拮抗薬，ACE 阻害薬，ARB，少量の利尿薬は使用可能である。β 遮断薬の投与は可能であるが，選択的 β₁ 遮断薬を使用すべきである。

7-8　肝疾患

肝硬変が重篤になると，血行動態や血中生理活性物質の変動を介して血圧は低下傾向を示すが，高血圧があれば通常の降圧療法を行う。

重症の肝機能障害を伴う高血圧では肝代謝型の降圧薬の血中濃度が上昇するため，投与量の減量などの調整が必要である。非心臓選択性 β 遮断薬は肝硬変患者の消化管出血と死亡のリスクを低下させる可能性がある。RA 系阻害薬は肝臓の線維化を抑制する可能性がある。

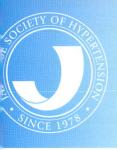

8 高齢者高血圧

8-1 高齢者高血圧の特徴と血圧基準 (表8-1, 表8-2)

　高齢者は一般に多病であり，病態は非定型なことが多く，同じ年齢であっても生理機能の個人差が大きい。脳心血管病の発症や進展を抑制するための血圧基準は非高齢者と同じとする。

8-2 診断

　高齢者高血圧では，血圧の動揺性が大きく，測定条件によって変動しやすい。初診時や治療内容の変更時には起立時の血圧も測定する。表8-3に個別に判断すべき病態や，降圧薬の選択において把握しておくべき病態とそのスクリーニング法を示す。

8-3 治療 (表8-4)

● 生活習慣の修正

　非薬物療法は積極的に行うべきであるが，QOLに配慮して個々に方針を決定する。

・減塩

　高齢者は一般に食塩感受性が高く，減塩は有効である。食塩制限は6g/日を目標にするが，過度の減塩は大量発汗時などに脱水の誘因となるので注意が必要である。また，味付けの極端な変化による食事摂取量低下から，低栄養となる場合があるため，指導にあたっては全身状態の管理にも注意する。一般的にはカリウムの豊富な食事が望ましいが，腎機能障害では，高カリウム血症に注意する。カルシウムは骨粗鬆症の予防からも積極的な摂取（1日800mg以上）が望ましい。

表8-1 高齢者における血圧調整と関連した加齢に伴う生理的・病理的変化

- **循環器**
  動脈硬化と血管の弾性低下, 左室壁肥大と拡張能低下
- **神経**
  圧受容器反射の障害, β受容体機能の低下
- **水・電解質代謝**
  腎機能低下による体液量調節の障害, 電解質ホメオスタシスの易破綻性(特に低ナトリウム血症や低カリウム血症の易発現性)
- **糖代謝**
  インスリン抵抗性の増大, 耐糖能障害の増加
- **内分泌**
  レニン-アンジオテンシン系, カリクレイン-キニン系, プロスタグランジン系, 腎ドパミン系など, 昇圧系, 降圧系, 両系の障害

表8-2 加齢変化と高齢者高血圧の特徴

血圧調節に関連する加齢に伴う生理的・病理的変化	関連する病態への影響
動脈硬化と血管の弾性低下 圧受容器反射の障害	- 孤立性収縮期高血圧の増加 - 起立性低血圧, 起立性高血圧, 食後血圧低下の増加 - 血圧動揺性の増大
腎機能低下やインスリン抵抗性の増大	- 食塩感受性の増大
加齢に伴う要因の複合的影響	- 白衣高血圧の増加 - 血圧日内変動における夜間非降圧型の増加 - 標的臓器の血流自動調節能の障害の増加 - 主要臓器血流や予備能の低下 - 心不全の易発症性

・運動

運動療法は降圧薬治療中の高齢高血圧患者(平均年齢75歳)にもよい適応である。運動の種類としては, 有酸素運動を推奨するが, 一般に転倒リスクが高いこと, 関節障害のリスク増大, 心負荷などを考慮して, 速歩ではなく通常の速さでの歩行を推奨する。高齢者の筋肉減少対策などにレジスタンス運動が推奨されており, レジスタンス運動も血圧低下の有用性が示されているが, 75歳以上の高齢者を含む研究は少ない。冠動脈疾患, 心不全, 腎不全, 骨関節疾患などの合併がある場合は, 事前のメディカルチェックは必須であり, 専門家の意見を含めて運動療法の適否を個別に判断する。

表8-3 高齢者における降圧目標設定や降圧薬選択のために把握すべき病態とスクリーニング法

診断目的	把握すべき病態	スクリーニング法
降圧目標や降圧スピードの設定において個別判断を必要とする病態の把握	両側頸動脈75%以上狭窄	頸動脈雑音の聴診
	有意な冠動脈狭窄	問診, 負荷心電図[*1]
	起立性低血圧, 起立性高血圧	問診と起立時の血圧
	食後血圧低下	食後ふらつきの問診
	フレイル[*2]	問診と理学所見
	認知症	残薬確認, 認知機能検査[*3]
	自力で外来通院できないほどの身体能力低下, 要介護, エンドオブライフ	問診など
特定の降圧薬が積極的適応となる病態の把握	心筋梗塞の既往	心電図
	心不全	問診, 理学所見
	狭心症	問診, 負荷心電図[*1]
	蛋白尿を伴うCKD	尿検査, eGFR (血清クレアチニン)
	糖尿病	空腹時血糖など
特定の降圧薬の禁忌と関連する病態の把握	ナトリウムやカリウムの欠乏	血清ナトリウム, カリウム
	急性腎不全	eGFR (血清クレアチニン)
	高度徐脈や高度の伝導障害	心電図
	気管支喘息	問診, 理学所見

[*1] 高齢者では身体機能の障害のために通常の運動負荷試験が実施できない場合や転倒のリスクを伴う場合があり, スクリーニング検査の必要性は個別に判断する。このような患者でも実施可能な検査法として薬物負荷心筋シンチや冠動脈CTがあるが, 適応は慎重に検討する。
[*2] フレイルの診断基準にはさまざまなものがあるが, 意図しない体重減少, 筋力低下, 疲労感, 歩行速度低下, 身体活動低下の要素のうち3つ以上ある場合に注意する。
[*3] スクリーニングとしての認知機能検査は主治医が実施可能な範囲でよいが, 家族からの聞き取りは重要である。

● 薬物治療の開始基準

　原則として 140/90 mmHg 以上である。ただし, 75歳以上で収縮期血圧140-149 mmHg や自力での外来通院不能な患者（フレイル, 認知症, 要介護, エンドオブライフを含む）の降圧薬開始は個別に判断する。

表8-4 高血圧治療における高齢者の特殊性に基づく留意点

転倒・骨折の予防に関連した留意点

- 高齢者の転倒・骨折は要介護の原因の10%強を占める
- 1年以内の転倒既往を問診し,転倒があれば要因を検討する
- 降圧薬治療を新規に開始するときや変更時に骨折リスクが上昇する可能性があり注意する
- 骨粗鬆症の評価とガイドラインに沿った治療を行う
- 骨粗鬆症患者で特に積極的適応となる降圧薬がない場合,サイアザイド系利尿薬を用いる

脱水や生活環境変化に対応した服薬指導

- 過度の減塩や脱水(下痢,発熱,夏季の発汗,摂食量低下)によって降圧薬の反応が増強することがあり,これらの症状で体調不良時や家庭血圧低下時の対応について,主治医への連絡の要否や降圧薬の減量・中止の可否などを事前に具体的に指導する
- 施設入所など生活環境の変化(施設での食事による減塩を含む)に伴い血圧が変化することがあり,必要に応じて薬剤量の減量あるいは中止を常に考慮する

服薬管理上の留意点

- 服薬アドヒアランス(治療継続)が低下する要因
  - ・治療に関する患者の理解不足(降圧治療の最終目標,用法や薬効,副作用)
  - ・認知機能障害
  - ・視機能や巧緻運動の障害(薬剤容器の開封能力)
  - ・ポリファーマシー
  - ・複雑な処方,最近の処方変更
- 降圧薬の服薬管理における留意点
  - ・治療について患者の理解を助け,合意を得た治療
  - ・処方の簡便化(長時間作用型降圧薬や配合剤の利用)
  - ・薬剤の一包化
  - ・服薬カレンダーや薬ケースの利用
  - ・同居者や介護スタッフによる服薬管理

◉ 降圧薬の選択と投与方法

降圧薬の選択は,併用療法を含めて非高齢者と同様である。降圧薬は特に75歳以上では常用量の1/2量から開始し,段階的に最終の降圧目標を目指す。忍容性の確認においては,副作用の発現や臓器障害,QOLにも留意する。

◉ 降圧目標

自力で外来通院可能な健康状態にある高齢者の降圧目標は,忍容性があれば原則として65-74歳は130/80 mmHg未満,75歳以上は140/90 mmHg

未満である。併存疾患などによって一般に降圧目標が130/80 mmHg 未満とされる場合，75歳以上でも忍容性があれば個別に判断して130/80 mmHg 未満を目指す。

● 降圧目標の設定や達成において個別に判断を要する状況

降圧薬治療において，血管狭窄（両側頸動脈75％以上狭窄，有意な冠動脈狭窄），血圧調節異常（起立性低血圧，起立性高血圧，食後血圧低下），自力での外来通院不能（フレイル，認知症，要介護，エンドオブライフを含む）などの症例では降圧目標や降圧スピードを個別に判断する。

● 転倒・骨折の予防に関連する留意点

1年以内の転倒履歴の有無を問診する。新規に降圧薬を開始するとき，増量するときには改めて注意喚起する。

● 脱水や生活環境変化に対応した服薬指導

高齢者では脱水，摂食量低下，生活環境変化などに伴い減薬や薬剤中止（一時中止を含む）が必要な場合がある。臓器予備能が低い高齢者では，家庭血圧低下時の対応など，事前の服薬指導を行う。

8

高齢者高血圧

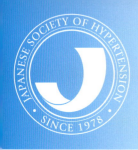

9 認知症と高血圧

● 血圧と認知症
中年期の高血圧は，高齢期認知機能障害の危険因子であり，認知症予防の観点からも積極的に治療すべきである．

● 降圧薬治療と認知機能，認知症予防
降圧薬治療が高齢高血圧患者の認知症を予防したり認知機能を保持するという確固たるエビデンスはない．しかし，認知症のない高齢高血圧の治療が認知機能を悪化させるとする成績はなく，降圧薬治療は行うべきと考えられる．

● 認知機能低下者における高血圧治療
認知機能障害や認知症合併高血圧に対する降圧治療の効果に関するエビデンスは少ないが，脳心血管病予防のため降圧治療は考慮する．

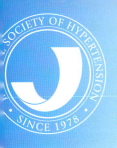

10 女性の高血圧

10-1 妊娠と関連した高血圧

● 定義および分類

妊娠と関連した高血圧については**表 10-1** に示すように，2018 年に日本妊娠高血圧学会と日本産科婦人科学会によってまとめられており，妊娠時に高血圧（140/90 mmHg 以上）を認めた場合，妊娠高血圧症候群と定義される。

● 降圧薬選択

妊娠 20 週未満の高血圧（高血圧合併妊娠）では第一選択薬としてメチルドパ，ラベタロールを推奨する。20 週以降ではニフェジピンも使用可能である。他に選択する薬剤がなくニフェジピンを妊娠 20 週未満で使用する場合は，十分な説明と同意のうえで使用する。妊娠高血圧では，上記 3 剤にヒドララジンを加えた 4 剤が第一選択薬となる。ニフェジピンは，すべての剤形で（20 週以降の妊婦に対し）有益性投与となっているが，長時間作用型の使用が基本となり，カプセル製剤の舌下は行わない。

妊娠高血圧では収縮期血圧≧180 mmHg あるいは拡張期血圧≧120 mmHg が認められた場合に速やかに降圧治療を開始する。緊急に降圧が必要と考えられる場合は静注薬（ニカルジピン，ニトログリセリン，ヒドララジン）を用いる。

子癇もしくは子癇の懸念がある場合は $MgSO_4$ 経静脈投与する。

妊婦に対しては ACE 阻害薬，ARB，直接的レニン阻害薬は使用しない。

● 授乳期間に服用可能と考えられる降圧薬

授乳に関してわが国では国立成育医療研究センターの妊娠と薬情報センターがその相談の窓口として開かれているので，相談されることを勧める。**表 10-2** は，最近の知見および現在一般に用いられている評価である。

表10-1 妊娠高血圧症候群（HDP）の定義および分類

（日本妊娠高血圧学会, 日本産科婦人科学会, 2018）

1. 名称
和文名称 "妊娠高血圧症候群"
英文名称 "hypertensive disorders of pregnancy（HDP）"

2. 定義
妊娠時に高血圧を認めた場合, 妊娠高血圧症候群とする。妊娠高血圧症候群は妊娠高血圧腎症, 妊娠高血圧, 加重型妊娠高血圧腎症, 高血圧合併妊娠に分類される。

血圧測定法:

1. 5分以上の安静後, 上腕に巻いたカフが心臓の高さにあることを確認し, 座位で1-2分間隔にて2回血圧を測定し, その平均値をとる。
   2回目の測定値が5mmHg以上変化する場合は, 安定するまで数回測定する。測定の30分以内にはカフェイン摂取や喫煙を禁止する。
2. 初回の測定時には左右の上腕で測定し, 10mmHg以上異なる場合には高いほうを採用する。
3. 測定機器は水銀血圧計と同程度の精度を有する自動血圧計とする。

蛋白尿: 蛋白尿（300mg/日以上もしくは, 随時尿で蛋白尿/クレアチニン比が0.3mg/mg・Cr以上）

3. 症候による亜分類
① 重症について

次のいずれかに該当するものを重症と規定する。なお, 軽症という用語は高リスクでない妊娠高血圧症候群と誤解されるため, 原則用いない。

1. 妊娠高血圧腎症・妊娠高血圧・加重型妊娠高血圧腎症・高血圧合併妊娠において, 血圧が次のいずれかに該当する場合
   収縮期血圧 ≧160mmHg　拡張期血圧 ≧110mmHg
2. 妊娠高血圧腎症・加重型妊娠高血圧腎症において, 母体の臓器障害または子宮胎盤機能不全を認める場合
   ＊蛋白尿の多寡による重症分類は行わない。

4. 病型分類
① 妊娠高血圧腎症（preeclampsia：PE）

1. 妊娠20週以降に初めて高血圧を発症し, かつ, 蛋白尿を伴うもので, 分娩後12週までに正常に復する場合
2. 妊娠20週以降に初めて発症した高血圧で, 蛋白尿を認めなくても以下のいずれかを認める場合で, 分娩後12週までに正常に復する場合
   i) 基礎疾患のない肝機能障害（肝酵素上昇[ALTもしくはAST>40IU/L], 治療に反応せず他の診断がつかない重度の持続する右季肋部もしくは心窩部痛）
   ii) 進行性の腎障害（血清クレアチニン>1.0mg/dL, 他の腎疾患は否定）
   iii) 脳卒中, 神経障害（間代性痙攣, 子癇, 視野障害, 一次性頭痛を除く頭痛など）
   iv) 血液凝固障害（HDPに伴う血小板減少[<15万/μL], 血管内凝固症候群, 溶血）
3. 妊娠20週以降に初めて発症した高血圧で, 蛋白尿を認めなくても子宮胎盤機能不全（胎児発育不全[FGR], 臍帯動脈血流波形異常, 死産）を伴う場合

② 妊娠高血圧（gestational hypertension：GH）

妊娠20週以降に初めて高血圧を発症し, 分娩後12週までに正常に復する場合で, かつ妊娠高血圧腎症の定義に当てはまらないもの

③ 加重型妊娠高血圧腎症（superimposed preeclampsia：SPE）

1. 高血圧が妊娠前あるいは妊娠20週までに存在し，妊娠20週以降に蛋白尿，もしくは基礎疾患のない肝腎機能障害，脳卒中，神経障害，血液凝固障害のいずれかを伴う場合
2. 高血圧と蛋白尿が妊娠前あるいは妊娠20週までに存在し，妊娠20週以降にいずれかまたは両症状が増悪する場合
3. 蛋白尿のみを呈する腎疾患が妊娠前あるいは妊娠20週までに存在し，妊娠20週以降に高血圧が発症する場合
4. 高血圧が妊娠前あるいは妊娠20週までに存在し，妊娠20週以降に子宮胎盤機能不全を伴う場合

④ 高血圧合併妊娠（chronic hypertension：CH）

高血圧が妊娠前あるいは妊娠20週までに存在し，加重型妊娠高血圧腎症を発症していない場合

付 記

1. 妊娠蛋白尿

妊娠20週以降に初めて蛋白尿が指摘され，分娩後12週までに消失した場合をいうが，病型分類には含めない。

2. 高血圧の診断

白衣・仮面高血圧など，診察室での血圧は本来の血圧を反映していないことがある。特に，高血圧合併妊娠などでは，家庭血圧測定あるいは自由行動下血圧測定を行い，白衣・仮面高血圧の診断およびその他の偶発合併症の鑑別診断を行う。

3. 関連疾患

① 子癇（eclampsia）

妊娠20週以降に初めて痙攣発作を起こし，てんかんや二次性痙攣が否定されるものをいう。痙攣発作の起こった時期によって，妊娠子癇・分娩子癇・産褥子癇と称する。子癇は大脳皮質での可逆的な血管原性浮腫による痙攣発作と考えられているが，後頭葉や脳幹などにも浮腫をきたし，各種の中枢神経障害を呈することがある。

② HDPに関連する中枢神経障害

皮質盲，可逆性白質脳症（posterior reversible encephalopathy syndrome：PRES），高血圧に伴う脳出血および脳血管攣縮などが含まれる。

③ HELLP症候群

妊娠中・分娩時・産褥時に溶血所見(LDH高値)，肝機能障害(AST高値)，血小板数減少を同時に伴い，他の偶発合併症によるものではないものをいい，いずれかの症候のみを認める場合は，HELLP症候群とは記載しない。
HELLP症候群の診断はSibaiの診断基準*に従うものとする。

④ 肺水腫

HDPでは血管内皮機能障害から血管透過性が亢進し，しばしば浮腫をきたす。重症例では，浮腫のみでなく肺水腫を呈する。

⑤ 周産期心筋症

心疾患の既往のなかった女性が，妊娠・産褥期に突然心不全を発症し，重症例では死亡に至る疾患である。HDPは重要な危険因子となる。

* 溶血：血清間接ビリルビン値>1.2mg/dL，血清LDH>600 IU/L，病的赤血球の出現
  肝機能：血清AST(GOT)>70 IU/L，血清LDH>600 IU/L
  血小板数減少：血小板数<10万/mm^3

（産婦人科診療ガイドライン―産科編2017 より改変して作表）

表10-2 授乳期間に服用可能と考えられる降圧薬

	一般名	妊娠と薬情報センターの評価	LactMed (米国国立衛生研究所)の評価	RID (%)*
Ca拮抗薬	ニフェジピン	可能	可能	1.9
	ニカルジピン	可能	可能	0.07
	アムロジピン	可能	可能	1.4
	ジルチアゼム	可能	可能	0.87
αβ遮断薬	ラベタロール	可能	可能だが, 早産児では他の薬剤推奨	0.2-0.6
β遮断薬	プロプラノロール		可能	0.28
中枢作動薬	メチルドパ	可能	可能	0.11
血管拡張薬	ヒドララジン	可能	可能	
ACE阻害薬	カプトプリル	可能	可能	0.02
	エナラプリル	可能	可能	0.17

* 相対授乳摂取量(RID): 10%以下であれば授乳可能であり, 1%以下ではまず問題にならないとされる
"LactMed" は北米を中心として利用されているウェブサイトで, 参考になる。

10-2　更年期の血圧

　閉経後の血圧上昇の機序として, エストロゲン, プロゲステロンの作用変化による可能性があげられている。更年期におけるホルモン補充療法(HRT) の血圧への影響は, 対象者や使用する薬剤の種類や血圧測定方法によって異なり, 一致した見解が得られていない。

10-3　女性の高血圧の特徴

　ピルなど女性のみが服用する薬剤によって血圧が上昇することがあり注意が必要である。また, 女性では, 降圧薬の副作用発現が男性の2倍多いとの報告がある。

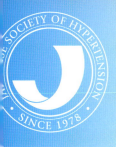

11　小児の高血圧

● 血圧測定

小児の血圧測定は，適切なサイズのカフを用い，3回以上連続して測定し，安定した2つの測定値の平均値を採用する．3回以上の異なる機会の血圧測定で，小児の高血圧基準値以上の血圧が測定された場合，小児の高血圧と診断する．

● 高血圧基準値

オシロメトリック法による自動血圧計を使用した一般的な血圧健診で得られたデータをもとに小児の高血圧基準とした（**表11-1**）．健診用基準をたびたび超える著明な血圧上昇は二次性高血圧を考え，鑑別を行う．

● 病態

ほとんどが本態性高血圧に該当する．年齢が低いほど，また血圧が高いほど二次性高血圧を考える必要がある．小児の本態性高血圧の多くは，肥満に伴うものであり，左室肥大などを合併するほか，高率に成人の本態性高血圧に移行するので，迅速な対応が必要である．

● 管理（図11-1）

血圧管理のゴールは＜90パーセンタイルあるいは＜130/80 mmHgの低いほうに設定する．**表11-2**に現在小児に使用可能な薬剤を示した．古くから用いられてきたカプトプリル，プロプラノロール，徐放性ニフェジピン，フロセミドなどの降圧薬に関しては今後も治験の見通しはなく，適用外の扱いとなっている．低出生体重児の肥満は高リスクであり，血圧測定が必要である．

表11-1 小児の年代別,性別高血圧基準

		収縮期血圧（mmHg）	拡張期血圧（mmHg）
幼児		≧120	≧70
小学校	低学年	≧130	≧80
	高学年	≧135	≧80
中学校	男子	≧140	≧85
	女子	≧135	≧80
高等学校		≧140	≧85

図11-1 小児高血圧の管理手順

同じ年齢なら身長が高いほど血圧は高い。したがって,基準値前後の血圧が見出された場合は身長も考慮する

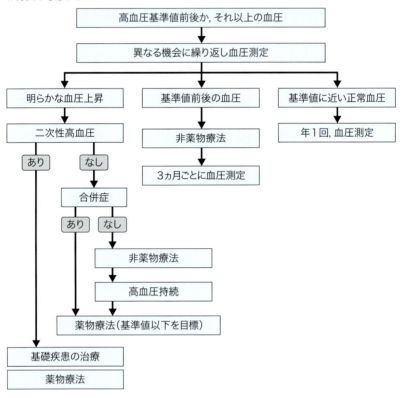

表11-2 小児の高血圧で適応が認められている降圧薬 (いずれも1日1回経口投与)

	一般名	製品名 (規格単位)	用法・用量 (1日量)	備考
ACE阻害薬[*]	エナラプリル	レニベース (錠 2.5, 5, 10mg)	生後1ヵ月以上に 0.08mg/kg	
	リシノプリル	ゼストリル, ロンゲス (錠 5, 10, 20mg)	6歳以上に 0.07mg/kg (最高用量20mg)	
ARB	バルサルタン	ディオバン (錠 20, 40, 80, 160 mg)	6歳以上に使用 (体重35kg未満: 20-40mg, 体重35kg以上: 40mg)	
	カンデサルタン	ブロプレス (錠 2, 4, 8, 12mg)	1-6歳まで 0.05-0.3mg/kg, 6歳以上 2-8mg, 最大12mg。 腎症を伴う場合には低用量から投与を開始し必要に応じ 8mgまで増量	公知 申請中
Ca拮抗薬	アムロジピン	ノルバスク, アムロジン (錠/OD錠 2.5, 5mg)	6歳以上に 2.5mg	

いずれも年齢, 症状などにより適宜増減する。
[*]腎機能低下の小児に対しては, 原則として推奨されない。投与する場合は少量からはじめ, 腎機能をチェックしながら慎重に投与量を決める。

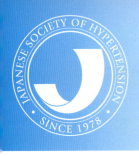

12 特殊条件下高血圧

12-1 高血圧緊急症および切迫症

　緊急症（表12-1）が疑われる症例では，迅速な診察と検査によって診断および病態の把握（表12-2）を行い，早急に治療を開始する。高血圧性脳症や急性大動脈解離に合併した高血圧，重症高血圧による肺水腫を伴う急性心不全，重症高血圧を伴う急性冠症候群，褐色細胞腫クリーゼ，子癇や重症高血圧を伴う妊娠などでは急速に臓器障害が進行するため，入院のうえ，ただちに経静脈的降圧治療を開始する。原則として，関連する臓器別専門医や高血圧専門医のいる施設に治療を依頼する。加速型‐悪性高血圧も緊急症に準じて対処する。

　急性の臓器障害の進行がない，または，進行の可能性が低い持続する著明な高血圧（通常，180/120 mmHg以上）は切迫症として内服薬により降圧治療を行う。

12-2 一過性の血圧上昇

　一過性の高度の血圧上昇例（表12-3）で進行性の臓器障害がみられない場合は，褐色細胞腫を除いて緊急降圧の対象にはならない。高度の血圧上昇が持続すれば，年齢や病態を考慮したうえで，降圧薬を使用してもよいが，ニフェジピンカプセル内容物など短時間作用型の降圧薬の投与は，急速かつ過剰な降圧によって脳や心臓の虚血を引き起こす可能性があるため，禁忌である。精神的要因の関与が考えられれば，必要に応じメンタルヘルスケア専門医と連携のうえ，診療することが望ましい。

12-3 外科手術前後の血圧管理

　高血圧患者の周術期合併症の発症予防には，褐色細胞腫など二次性高血

表12-1 高血圧緊急症

加速型-悪性高血圧 (網膜出血や乳頭浮腫を伴う高血圧)

高血圧性脳症

急性の臓器障害を伴う重症高血圧
　脳出血
　くも膜下出血
　アテローム血栓性脳梗塞
　頭部外傷
　急性大動脈解離
　急性心不全
　急性心筋梗塞および急性冠症候群
　急性または急速進行性の腎不全 (腎移植後を含む)

脳梗塞血栓溶解療法後の重症高血圧*

カテコールアミンの過剰
　褐色細胞腫クリーゼ
　モノアミン酸化酵素阻害薬と食品・薬物との相互作用
　交感神経作動薬の使用
　降圧薬中断による反跳性高血圧
　脊髄損傷後の自動性反射亢進

収縮期血圧≧180mmHgあるいは拡張期血圧≧120mmHgの妊婦子癇

手術に関連したもの
　緊急手術が必要な患者の重症高血圧*
　術後の高血圧
　血管縫合部からの出血

冠動脈バイパス術後

重症火傷

重症鼻出血

加速型-悪性高血圧, 周術期高血圧, 反跳性高血圧, 火傷, 鼻出血などは重症でなければ切迫症の範疇に入りうる。
*ここでの「重症高血圧」は, 各病態に応じて緊急降圧が必要な血圧レベルが考慮される。
(Kaplan's Clinical Hypertension,11th ed. Wolters Kluwer; 2015. p.263-274., J Hypertens. 2006; 24: 2482-2485. より作表)

圧の鑑別と高血圧性臓器障害・合併症の評価を行うことが重要である。待機的手術で血圧が180/110mmHg以上であれば, 血圧のコントロールを優先させる。原則として手術当日朝の内服も含めて, 周術期を通じた経口または経静脈的降圧薬の継続的使用により, 血圧のコントロールを図る。手術当日の新たなβ遮断薬の投与開始は行わないが, 慢性的に投与している

表12-2 高血圧緊急症を疑った場合の病態把握のために必要なチェック項目

病歴, 症状
　高血圧の診断・治療歴, 交感神経作動薬ほかの服薬, 頭痛, 視力障害, 神経系症状, 悪心・嘔吐, 胸・背部痛, 心・呼吸器症状, 乏尿, 体重の変化など

身体所見
　血圧：測定を繰り返す（拡張期血圧は120mmHg以上のことが多い）, 左右差
　脈拍, 呼吸, 体温
　体液量の評価：頻脈, 脱水, 浮腫, 立位血圧測定など
　中枢神経系：意識障害, けいれん, 片麻痺など
　眼底：線状−火炎状出血, 軟性白斑, 網膜浮腫, 乳頭浮腫など
　頸部：頸静脈怒張, 血管雑音など
　胸部：心拡大, 心雑音, Ⅲ音, Ⅳ音, 肺野湿性ラ音など
　腹部：肝腫大, 血管雑音,（拍動性）腫瘤など
　四肢：浮腫, 動脈拍動など

緊急検査
　尿, 末梢血（スメアを含む）
　血液生化学（尿素窒素, クレアチニン, 電解質, 糖, LDH, CKなど）
　心電図, 胸部X線（2方向）, 必要に応じ動脈血ガス分析
　必要に応じ, 心・腹部エコー図, 頭部CTまたはMRI, 胸部・腹部CT
　必要に応じ, 血漿レニン活性, アルドステロン, カテコールアミン, BNP濃度測定のための採血

表12-3 一過性に高度の血圧上昇を示す症例

- 圧受容体反射機構の障害
- 不安に伴う過換気
- パニック発作（パニック障害）
- 偽性褐色細胞腫
- 褐色細胞腫

場合は投与を継続する。冠動脈疾患の高リスク者（冠攣縮性狭心症や気管支喘息患者などは除く）では，術前早期（7日以上前）からのβ遮断薬の投与開始も考慮する。利尿薬，ARB，ACE阻害薬服用者では，術中・術後の低血圧，体液量減少，腎機能低下の出現に注意する。疼痛・不安や興奮などの除去も血圧上昇を抑えるうえで重要である。

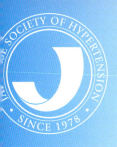

13 二次性高血圧

　二次性高血圧は特定の原因による高血圧であり，以前考えられていたよりも頻度は高く，少なくとも全高血圧患者の10%以上にのぼる。特に，原発性アルドステロン症は高血圧患者の5-10%を占めると報告されている。二次性高血圧の原因疾患とそれを示唆する所見および鑑別に必要な検査を表13-1に示す。若年発症の重症高血圧や50歳を過ぎてから発症した高血圧では二次性高血圧を疑う。重症高血圧，治療抵抗性高血圧は勿論，それまで良好だった血圧の管理が難しくなった場合にも二次性高血圧を疑う。

● 留意点

　原発性アルドステロン症では低カリウム血症や夜間多尿が特徴的所見とされるが，このような所見を呈するのは50%未満である。他疾患のために服用している薬剤にも注意が必要で，グリチルリチン酸（肝庇護剤や甘草）や非ステロイド性抗炎症薬（NSAIDs）に昇圧作用があることはよく知られている。甘草は漢方薬のみならず，S・M配合散などの胃薬にも含まれている。通常は問題がないが，感受性の高い人や高齢者では低カリウム血症や高血圧の原因になりうるので注意する必要がある。抗うつ薬やパーキンソン治療薬は血圧を上げるだけでなく，起立性低血圧なども引き起こし，血圧の変動を大きくすることがある。また，健康食品にも注意が必要である。肥満に対する民間療法として使用された中国茶による腎障害はアリストロキア酸腎症として有名である。健康食品を使用していることを患者が自発的に話すことは少ないので，医師が意識して問診する必要がある。

　二次性高血圧の可能性はすべての高血圧患者の診療において念頭におくべきであり，示唆する所見を見逃さずに，適切な検査を施行することが重要である。二次性高血圧の可能性が高い場合は専門医に紹介する。

表13-1 二次性高血圧の原因疾患と示唆する所見，鑑別に必要な検査

二次性高血圧一般（示唆する所見）
若年発症の高血圧，中年以降発症の高血圧，重症高血圧，治療抵抗性高血圧，それまで良好だった血圧の管理が難しくなった場合，急速に発症した高血圧，血圧値に比較して臓器障害が強い場合，血圧変動が大きい場合

原因疾患	示唆する所見	鑑別に必要な検査
腎血管性高血圧	RA系阻害薬投与後の急激な腎機能悪化，腎サイズの左右差，低カリウム血症，腹部血管雑音，夜間多尿	腎動脈超音波，腹部CTA，腹部MRA
腎実質性高血圧	血清クレアチニン上昇，蛋白尿，血尿，腎疾患の既往	血清免疫学的検査，腹部CT，超音波，腎生検
原発性アルドステロン症	低カリウム血症，副腎偶発腫瘍，夜間多尿	血漿レニン活性，血漿アルドステロン濃度，負荷試験，副腎CT，副腎静脈採血
睡眠時無呼吸症候群	いびき，肥満，昼間の眠気，早朝・夜間高血圧	睡眠ポリグラフィー
褐色細胞腫	発作性・動揺性高血圧，動悸，頭痛，発汗，高血糖	血液・尿カテコールアミンおよびカテコールアミン代謝産物，腹部超音波・CT，MIBGシンチグラフィー
クッシング症候群	中心性肥満，満月様顔貌，皮膚線条，高血糖，低カリウム血症，年齢不相応の骨密度の減少・圧迫骨折	コルチゾール，ACTH，腹部CT，頭部MRI，デキサメタゾン抑制試験
サブクリニカルクッシング症候群	副腎偶発腫瘍，高血糖，低カリウム血症，年齢不相応の骨密度の減少・圧迫骨折	コルチゾール，ACTH，腹部CT，デキサメタゾン抑制試験
薬物誘発性高血圧	薬物使用歴，低カリウム血症，動揺性高血圧	薬物使用歴の確認
大動脈縮窄症	血圧上下肢差，血管雑音	胸腹部CT，MRI・MRA，血管造影
先端巨大症	四肢先端の肥大，眉弓部膨隆，鼻・口唇肥大，高血糖	IGF-1，成長ホルモン，下垂体MRI
甲状腺機能低下症	徐脈，浮腫，活動性減少，脂質・CK・LDHの高値	甲状腺ホルモン，TSH，自己抗体，甲状腺超音波
甲状腺機能亢進症	頻脈，発汗，体重減少，コレステロール低値	甲状腺ホルモン，TSH，自己抗体，甲状腺超音波
副甲状腺機能亢進症	高カルシウム血症，夜間多尿，口渇感	副甲状腺ホルモン
脳幹部血管圧迫	顔面けいれん，三叉神経痛	頭部MRI
その他	（尿路異常，ナットクラッカー症候群，レニン産生腫瘍など）	

13-1　腎実質性高血圧

　腎実質性高血圧は二次性高血圧のなかでは頻度が高く，高血圧全体の2-5%を占めるとされる。CKDと本態性高血圧の合併や，高血圧により腎障害が生じている（腎硬化症）場合は厳密には腎実質性高血圧ではない。腎実質性高血圧の診断では，高血圧に先行する腎障害が存在することを確認することが決め手となる。そのためには，定期検診などの尿所見と血圧経過の把握が特に重要である。蛋白尿・血尿・種々の円柱の存在など多彩な尿所見が高血圧の発症に先行して認められる場合には，腎実質性疾患の存在が疑われる。

13-2　腎血管性高血圧

　腎血管性高血圧（RVHT）は腎動脈の狭窄や閉塞による高血圧で，全高血圧患者の約1%にみられる。中・高年者では粥状動脈硬化が，若年者では線維筋性異形成がおもな成因となる。粥状動脈硬化性RVHTは，冠動脈疾患や動脈硬化性末梢動脈閉塞症など他の血管病変を合併することが多い。

◉診断

　RVHTや虚血性腎症を疑わせる病歴，臨床徴候を**表13-2**に示す。RVHTの診断は，画像診断を中心とする形態的診断を基本とし，機能診断は補助的に使用する。形態的診断のスクリーニングとして腎動脈超音波検査は有用であり，同検査が施行できない場合には，腎機能に応じてMRA，CTAなどを考慮する。

◉治療

　RVHTでは，目標血圧達成まで，RA系阻害薬，Ca拮抗薬，利尿薬，β遮断薬などを用いた多剤併用を行うが，RA系阻害薬の使用については留意が必要である。すなわち，片側性RVHTでは，降圧，腎機能保持，生命予後改善に有利であるため検討するが，両側性RVHTでは，急速な腎機能障害をもたらす可能性があり，原則禁忌である。

　線維筋性異形成RVHTでの経皮的腎動脈形成術（PTRA）は，高い降圧

表13-2 腎血管性高血圧の診断の手がかり

- 若年発症の高血圧
- 治療抵抗性高血圧, 悪性高血圧
- RA系阻害薬開始後の腎機能の増悪
- 説明のつかない腎機能障害, 腎萎縮または腎サイズの左右差(1.5 cm以上)
- 説明のつかない突然発症型肺水腫
- 脳心血管病の合併
- 腹部の血管雑音
- 夜間多尿
- 低カリウム血症

効果が得られ, 長期予後が比較的良好であるため積極的に検討する。粥状動脈硬化性RVHTでのPTRAと降圧薬治療の併用は, 降圧薬のみの治療と比べて優れた治療効果は証明されていないため, 適応は限定的である。

13-3　内分泌性高血圧

　内分泌器官からホルモンが過剰に分泌され高血圧を呈する内分泌性高血圧は, 適切な診断・治療が必須であることから, 疑い例は積極的に専門医(日本高血圧学会, 日本内分泌学会) に紹介する。

● 原発性アルドステロン症 (PA)

　原発性アルドステロン症 (PA) は有病率が高く, 臓器障害が多いため, 早期診断と治療が重要である。高血圧患者, 特にPA有病率の高い高血圧群で積極的にスクリーニングを行う (**表13-3**)。血漿レニン活性 (plasma renin activity：PRA) または血漿活性型レニン濃度 (active renin concentration：ARC) と血漿アルドステロン濃度 (plasma aldosterone concentration：PAC) を早朝–午前中に同時採血により測定して, PAC (pg/mL) /PRA (ng/mL/時) 比 (ARR) > 200 またはPAC (pg/mL) /ARC (pg/mL) > 40–50 がカットオフ値に用いられる。低レニン血症による偽陽性を防ぐためにARR高値かつPAC > 120 pg/mLの場合を目安として陽性と判断する。機能確認検査, 局在診断により副腎摘出術またはミネラルコルチコイド受容体 (MR) 拮抗薬による薬物治療を行う。

表13-3 スクリーニング検査が推奨されるPA有病率の高い高血圧群

- 低カリウム血症(利尿薬誘発性も含む)合併高血圧
- 若年者の高血圧
- Ⅱ度以上の高血圧
- 治療抵抗性高血圧
- 副腎偶発腫瘍を伴う高血圧
- 若年の脳血管障害合併例
- 睡眠時無呼吸を伴う高血圧

クッシング症候群

　クッシング症候群はコルチゾールの自律性かつ過剰分泌によるクッシング徴候，高血圧，糖尿病などを呈する。中心性肥満，満月様顔貌，野牛様脂肪沈着，赤色皮膚線条，皮膚の菲薄化，多毛，ざ瘡などの特徴的身体所見（クッシング兆候）に着目し，血中コルチゾール，ACTH の測定，デキサメタゾン抑制試験を行う。副腎偶発腫瘍ではサブクリニカルクッシング症候群を鑑別する。

褐色細胞腫・パラガングリオーマ

　褐色細胞腫・パラガングリオーマは頻脈，頭痛などの症状，発作性高血圧や副腎偶発腫瘍から疑い，尿中カテコールアミンとその代謝産物メタネフリン分画測定と画像検査で診断する。潜在的に悪性であり，非クロマフィン組織への転移あるいは局所浸潤を呈する場合に悪性と確診される。

先端巨大症，甲状腺機能亢進症，甲状腺機能低下症，原発性副甲状腺機能亢進症

　先端巨大症，甲状腺機能亢進症，甲状腺機能低下症は特徴的な身体所見，原発性副甲状腺機能亢進症は高カルシウム血症が診断のきっかけとなる。

13-4　血管性（脈管性）高血圧

　血管性（脈管性）高血圧を呈する原因疾患としては，高安動脈炎，それ以外の血管炎症候群（結節性多発動脈炎，全身性強皮症），大動脈縮窄症，

さらに，心拍出量増加を伴う疾患（大動脈弁逆流症，動脈管開存症，動静脈瘻など）があげられる。各疾患の病態に応じた治療を行い，降圧を目指す。

◉ 高安動脈炎

　高安動脈炎は，大動脈およびその主要分枝や肺動脈，冠動脈に閉塞性，あるいは拡張性病変をもたらす原因不明の非特異的大型血管炎である。本症の4割に高血圧を認める。他の初診時愁訴としては，すでに血管病変の進行を示唆するめまい，失神，視力障害，手のしびれが多い。早期の副腎皮質ステロイド薬や免疫抑制剤の開始による血管病変の進展抑制は，患者の予後，QOL の改善に重要であり，発熱や倦怠感などの非特異的な症状であっても本疾患を念頭に置くべきである。FDG-PET が診断に有用であるとの報告があり，病変の局在診断や活動性の評価においては保険適用となっている。

◉ 大動脈縮窄症

　原則として小児期に外科的治療による狭窄の解除ないしバルーンカテーテルによる血管形成術が適応とされ，より早期に処置することが良好な予後を規定するが，術後の高血圧の再燃も33%程度あるとされ，この場合には病態に応じた降圧治療を行う。

13-5　脳・中枢神経系疾患による高血圧

　脳血管障害や，脳腫瘍，脳（脊髄）炎，脳外傷などでの頭蓋内圧亢進（クッシング反応）による高血圧では，それぞれの原因に対する治療を優先させる。
　頭側延髄腹外側野の周辺動脈による圧迫が交感神経活動亢進を介した血圧上昇をもたらす（神経血管圧迫症候群）。片側性顔面神経けいれんなど神経症状を伴った例では，外科的減圧術も考慮しうる。

13-6　薬剤誘発性高血圧

　医療用薬剤のうち非ステロイド性抗炎症薬（NSAIDs），カンゾウ（甘草）製剤，グルココルチコイド，シクロスポリン，エリスロポエチン，経口避

妊薬，交感神経刺激薬などは血圧上昇作用を有し，高血圧を誘発するとともに，降圧薬との併用により降圧効果を減弱させる可能性が指摘されている。また近年，分子標的薬による高血圧の誘発が報告されている（**表 13-4**）。高血圧患者が他の疾患を合併し，複数の医療機関を受診することは少なくない。これまで血圧管理ができていた患者の血圧管理が困難になった場合や，コントロール不良の高血圧の場合には，薬剤誘発性高血圧の可能性を考慮する。また，これらの薬剤を使用する場合には血圧管理に留意し，漫然と投与することのないよう注意が必要である。

● 非ステロイド性抗炎症薬 (NSAIDs)

血圧を上昇させ，利尿薬，β 遮断薬，ACE 阻害薬，ARB の降圧効果を減弱させる。その影響は高齢者や腎機能障害合併例で大きい傾向がみられるため，当該薬の使用には注意が必要である。

● カンゾウ (甘草)

主要有効成分であるグリチルリチンを含む漢方薬や肝疾患治療薬，消化器疾患治療薬，健康食品などの使用で低カリウム血症を伴う高血圧（偽性アルドステロン症）をきたすことがある。特に漢方薬使用時には注意する。血圧上昇がみられた場合には，これらの薬物の中止を考慮する。中止が困難であれば MR 拮抗薬を用いる。

● グルココルチコイド

大量使用で血圧上昇をきたす。服用を中止できなければ，Ca 拮抗薬，ACE 阻害薬，ARB，β 遮断薬，利尿薬，MR 拮抗薬などを用いる。

● シクロスポリン, タクロリムス

血圧上昇をきたす可能性がある。降圧治療には Ca 拮抗薬，ACE 阻害薬，ARB，利尿薬などを用いる。

● エリスロポエチン, エストロゲン, 抗うつ薬を含む交感神経刺激作用を有する薬物

血圧上昇をきたす可能性がある。これらの薬剤使用で血圧上昇を認めれ

表13-4 薬剤誘発性高血圧の原因薬物と高血圧治療法

原因薬物	高血圧の原因	高血圧治療への対策
非ステロイド性抗炎症薬（NSAIDs）	腎プロスタグランジン産生抑制による水・ナトリウム貯留と血管拡張抑制，ACE阻害薬・ARB・β遮断薬・利尿薬の降圧効果を減弱	NSAIDsの減量・中止，使用降圧薬の増量，Ca拮抗薬
カンゾウ（甘草） グリチルリチンを含有する肝疾患治療薬，消化器疾患治療薬，漢方薬，健康補助食品，化粧品など	11β-水酸化ステロイド脱水素酵素阻害によるコルチゾール半減期延長に伴う内因性ステロイド作用増強を介した水・ナトリウムの貯留とカリウム低下	漢方薬などの減量・中止，MR拮抗薬
グルココルチコイド	アンジオテンシノーゲンの産生増加，エリスロポエチン産生増加，NO産生抑制などが考えられるが十分には解明されていない	グルココルチコイドの減量・中止，Ca拮抗薬，ACE阻害薬，ARB，β遮断薬，利尿薬，MR拮抗薬など
シクロスポリン・タクロリムス	腎毒性，交感神経賦活，カルシニューリン抑制，血管内皮機能障害など	Ca拮抗薬，Ca拮抗薬とACE阻害薬の併用，利尿薬など
エリスロポエチン	血液粘稠度増加，血管内皮機能障害，細胞内ナトリウム濃度上昇など	エリスロポエチンの減量・中止，Ca拮抗薬，ACE阻害薬，ARB，β遮断薬，利尿薬など
エストロゲン 経口避妊薬，ホルモン補充療法	アンジオテンシノーゲンの産生増加	エストロゲン製剤の使用中止，ACE阻害薬，ARB
交感神経刺激作用を有する薬物 フェニルプロパノールアミン，三環系抗うつ薬，四環系抗うつ薬，セロトニン・ノルアドレナリン再取込み阻害薬，モノアミンオキシダーゼ阻害薬など	α受容体刺激，交感神経末端でのカテコールアミン再取込みの抑制など	交感神経刺激作用を有する薬物の減量・中止，α遮断薬
がん分子標的薬 血管新生阻害薬（抗VEGF抗体医薬，複数のキナーゼに対する阻害薬など）	細小血管床の減少，NO合成低下，腎機能低下など	可能であれば分子標的薬の減量・中止，通常の降圧薬を用いる

ば，減量あるいは中止を考慮する。中止できない場合には，Ca拮抗薬，ACE阻害薬，ARB，症例によりα遮断薬などを用いる。

◉がん分子標的薬，主として血管新生阻害薬
（抗VEGF 抗体医薬あるいは複数のキナーゼに対する阻害薬など）

　高血圧が誘発される。発症率については薬剤，腫瘍の種類などにより異なるが，これらの薬剤使用時には血圧変化に注意する。通常の降圧薬を用いた治療を行う。

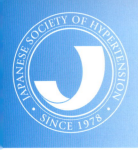

14 高血圧管理の向上

● 患者と医療機関など地域コミュニティでの実践と,ポピュレーション戦略の連携

　高血圧の診断治療法に長足の進歩がみられるにもかかわらず,「1 高血圧の疫学」で示したとおり,高血圧への対策はいまだ不十分であり,高血圧パラドックスと呼ばれている。高血圧のように,自覚症状がなく,かつ,患者数が多いために国民の健康福祉や医療経済に大きな影響を与える疾患は,単なる診断・治療法の開発のみでは解決できない。個人個人が高血圧に罹患しているかどうかを認識し,その治療の重要性を理解するとともに,地域コミュニティの実態を考慮した多職種協働の取組みが必要である。さらに,生活習慣は社会的背景に大きく影響されるため,高血圧の対策は,個人個人のレベルのみならず,社会全体として行う必要がある。すなわち,ポピュレーション戦略としての行政,マスコミ,産業界や学協会の密接な連携・協働も重要である(図14-1)。

● 臨床イナーシャ

　診断法や降圧薬の進歩があり,かつ,治療ガイドラインも作成されているにもかかわらず,高血圧対策が不十分であることの要因として,服薬アドヒアランスの不良,不適切な生活習慣とともにClinical inertia(臨床イナーシャ,コラム参照)が注目されている。イナーシャは「慣性」と訳され,高血圧診療での臨床イナーシャは,「高血圧であるにもかかわらず治療を開始しない,または,ガイドラインで示されている降圧達成目標値よりも高いのにもかかわらず,治療を強化せずそのまま様子をみること」を意味する治療イナーシャ(Therapeutic inertia),および「難治性・治療抵抗性高血圧の原因を精査しない」ことを意味する診断イナーシャ(Diagnostic inertia)が含まれる。臨床イナーシャにより不十分な血圧管理が継続されることになり,結果的に生命予後や心血管疾患の発症に悪影響を及ぼすと考えられている。米国の一般医家に対する調査では,未治療高血圧患者の

図14-1 高血圧治療改善のための方策

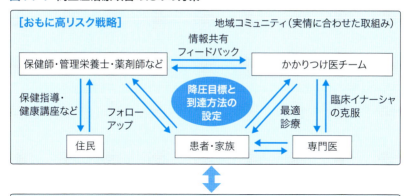

降圧薬治療開始率は26.4%，すでに降圧薬治療を受けていて降圧目標に達していない患者の治療強化率は11.2%であると報告されている。臨床イナーシャの医療提供側の要因としては，患者が多数であること，患者側の要因としては年齢，合併症の存在などがあげられている。臨床イナーシャの改善策としては，実地医家と患者への教育プログラムが有効であることが報告されている。今後，わが国でも臨床イナーシャの実態を解明するとともに，その対策を講じる必要がある。

コラム　Clinical inertia（臨床イナーシャ）

Phillipsらは2001年に，高血圧，糖尿病，脂質異常症など自覚症状のない疾患で治療が十分に行われていない大きな原因はClinical inertiaであると報告している*。臨床イナーシャには医療提供側，患者側，医療制度の問題など多岐の因子が関与する。ガイドラインを遵守することの重要性を啓発することと，今後取り組むべき課題であることを強調することを目的として，新しい用語として本ガイドラインで強調しておく。（詳細は本文参照）

* Phillips LS, et al. Ann Intern Med. 2011; 135: 825-34.

CQ（クリニカルクエスチョン）と推奨文

臨床上の課題（CQ）17項目について，システマティックレビューを実施し，推奨文を作成した。

エビデンスレベルと推奨グレード

「Minds 診療ガイドライン作成の手引き 2014」および「Minds 診療ガイドライン作成マニュアル Ver.2.0（2016.03.15）」に基づき，CQ の推奨文のエビデンスおよび推奨の強さの評価を行った。

推奨の強さ

1：強く推奨（提案）する
2：弱く推奨（提案）する
推奨なし：明確な推奨ができない

推奨の内容によっては，この定義の文言で示すことがむずかしい場合がある。その場合は，文脈に応じた表現にしている。

エビデンスの強さ

A 強：強く確信がある
B 中：中程度の確信がある
C 弱：確信は限定的である
D とても弱い：ほとんど確信できない

CQ1 成人の本態性高血圧患者において，家庭血圧を指標とした降圧治療は，診察室血圧を指標とした治療に比べ，推奨できるか？

▶家庭血圧を指標とした降圧治療の実施を強く推奨する。

推奨の強さ 1 エビデンスの強さ B

CQ2 白衣高血圧者は経過観察を行うべきか？

▶白衣高血圧者は，非高血圧者と比べて脳心血管複合イベントリスクが高い。また，白衣高血圧者の持続性高血圧への高い移行リスクが報告されている。したがって，白衣高血圧者に対しては注意深い経過観察が必要である。

推奨の強さ 2 エビデンスの強さ C

CQ3 降圧治療において，厳格治療は通常治療と比較して脳心血管イベントおよび死亡を改善するか？

▶脳心血管イベントの抑制のために，高血圧の治療目標は130/80mmHg未満を推奨する。個別症例においては副作用の出現など忍容性に注意する。

推奨の強さ 2 エビデンスの強さ B

CQ4 高血圧患者における減塩目標6g/日未満は推奨されるか?

▶高血圧患者における減塩目標を6g/日未満にすることを強く推奨する。

推奨の強さ 1 　エビデンスの強さ A

CQ5 治療抵抗性高血圧に対してMR拮抗薬の投与を推奨するか?

▶MR拮抗薬は,治療抵抗性高血圧に対してさらなる降圧を図るための追加薬としての使用を推奨する。

推奨の強さ 2 　エビデンスの強さ B

CQ6 積極的適応がない高血圧に対して,β遮断薬であるカルベジロールやビソプロロールは第一選択薬として推奨できるか?

▶積極的適応がない高血圧に対して,β遮断薬であるカルベジロールやビソプロロールは第一選択薬として積極的には推奨しない。

推奨の強さ 2 　エビデンスの強さ D

CQ7 冠動脈疾患合併高血圧患者の降圧において,拡張期血圧は80mmHg未満を避ける必要があるか?

▶冠動脈疾患患者において収縮期血圧の降圧目標130mmHg未満を目指すことを優先し,拡張期血圧80mmHg未満を避ける必要はない。

推奨の強さ 2 　エビデンスの強さ B

CQ8 心筋梗塞または心不全を合併する高血圧患者において,ACE阻害薬はARBに比して推奨されるか?

▶心筋梗塞あるいは左室駆出率(LVEF)の低下した心不全(HFrEF)を合併した高血圧に限定したエビデンスは不十分であり,ACE阻害薬とARBの優劣・同等性は結論づけられなかった。現時点では,心筋梗塞あるいはHFrEFに対する推奨を踏襲し,ACE阻害薬をARBより優先することを提案する。

推奨の強さ 2 　エビデンスの強さ D

CQ

CQ9 左室駆出率（LVEF）の保たれた心不全（HFpEF：Heart failure with preserved ejection fraction）において収縮期血圧130mmHg未満を目標とする降圧は推奨されるか？

▶HFpEFにおいて，心不全入院を予防することから，収縮期血圧130mmHg未満を降圧目標とすることを推奨する。

推奨の強さ 2　エビデンスの強さ C

CQ10 [CQ10-1] 糖尿病非合併CKD（尿蛋白あり）での降圧療法の第一選択薬はRA系阻害薬か？
[CQ10-2] 糖尿病非合併CKD（尿蛋白なし）での降圧療法の第一選択薬はRA系阻害薬か？

▶[CQ10-1] 糖尿病非合併CKD（尿蛋白あり）での降圧療法の第一選択薬はRA系阻害薬を推奨する。

推奨の強さ 1　エビデンスの強さ A

▶[CQ10-2] 糖尿病非合併CKD（尿蛋白なし）での降圧療法では，通常の第一選択薬（RA系阻害薬，Ca拮抗薬，サイアザイド系利尿薬）のいずれかを推奨する。

推奨の強さ 2　エビデンスの強さ C

CQ11 糖尿病合併高血圧の薬物療法では，脳心血管病の発症を低下させるために，収縮期血圧降圧目標として140mmHg未満よりも130mmHg未満を推奨するか？

▶脳心血管病発症を低下するために，収縮期血圧130mmHg未満（家庭血圧は収縮期125mmHg未満）を目指すことを推奨する。

推奨の強さ 2　エビデンスの強さ B

CQ12 糖尿病合併高血圧の降圧治療では，Ca拮抗薬，サイアザイド系利尿薬よりも，ARB，ACE阻害薬を優先するべきか？

▶糖尿病合併高血圧患者における第一選択薬となる降圧薬は，ARB，ACE阻害薬のみならず，Ca拮抗薬，サイアザイド系利尿薬も推奨する。ただし，微量アルブミン尿，あるいは蛋白尿を併存する場合は，ARB，ACE阻害薬のいずれかを推奨する。

推奨の強さ **2**　　エビデンスの強さ　**B**

CQ13 75歳以上の高齢者に対する降圧の目標値はいくつか？
併存疾患やフレイルの有無により異なるか？

▶1. 75歳以上の高齢者高血圧での降圧目標は，忍容性があれば収縮期血圧140mmHg未満を推奨する。

推奨の強さ **1**　　エビデンスの強さ　**A**

▶2. 併存疾患などによって一般に降圧目標が収縮期血圧130mmHg未満とされる場合，まず140mmHg未満を到達し，忍容性があれば個別に判断して130mmHg未満を目指すことを提案する。

推奨の強さ **2**　　エビデンスの強さ　**C**

▶3. フレイル高齢者や要介護状態にある高齢者の降圧目標は，個別に判断することを提案する。

推奨の強さ **2**　　エビデンスの強さ　**D**

▶4. エンドオブライフにある高齢者では，予後改善を目的とした降圧薬の適応はなく，中止も積極的に検討することを提案する。

推奨の強さ **2**　　エビデンスの強さ　**D**

CQ14 降圧薬治療は高齢高血圧患者の認知機能の保持に有効か？

▶降圧薬治療が高齢高血圧患者の認知機能を保持することが示唆されるが，確固たるエビデンスはない。降圧薬治療が認知機能に悪影響を示したという報告はない。

推奨の強さ 推奨なし　　エビデンスの強さ　**C**

CQ

CQ15 妊娠高血圧で減塩は推奨されるか?

▶減塩（6g/日未満）は妊娠高血圧の非薬物治療としては推奨しない。

推奨の強さ 1　エビデンスの強さ C

CQ16 脳心血管病の高リスクを有する患者の非心臓手術において, 周術期のβ遮断薬使用は推奨されるか?

▶脳心血管病の高リスクを有する患者の非心臓手術において, 手術当日の新たなβ遮断薬投与開始は行わないことを推奨する。

推奨の強さ 2　エビデンスの強さ B

CQ17 原発性アルドステロン症の治療として, 副腎摘出術を施行した場合と, MR拮抗薬で治療を行った場合で, 予後に差はあるか?

▶片側病変の場合は, アルドステロン過剰の正常化と高血圧の治癒・改善が期待できるため, 病側の副腎摘出術が推奨される。

推奨の強さ 1　エビデンスの強さ C

▶両側病変の場合, 患者が手術を希望しないか手術不能の場合やスクリーニング以降の検査を希望しない場合は, MR拮抗薬を第一選択とする薬物治療を行い, 原則として生涯にわたる継続が必要である。

推奨の強さ 1　エビデンスの強さ C

Q（クエスチョン）と回答文

システマティックレビューを行えるほどエビデンスはないが，実地医家が臨床上疑問に思っている9項目について，クエスチョン（Q）として提示し，回答文を作成した。

Q1　水銀血圧計に代わる血圧計は何を推奨するか？

- 水銀血圧計は2021年以降，製造・輸出入が禁止される。メインテナンスも困難になるため，水銀血圧計は使用すべきでない。
- 医療機関においては，国内で正式に販売認証されている上腕式の医用電子血圧計が推奨される。
- 電子圧力柱血圧計は，水銀血圧計とほぼ同じ手技で測定できる。水銀血圧計の後継として，特に疫学研究などで水銀血圧計での測定値との比較が求められるような場合に推奨される。
- バネ式アネロイド血圧計は，構造的に衝撃や経年変化で誤差が生じやすいため推奨されない。劣化が疑われる場合は速やかな廃棄交換が必要である。
- 血圧計を調達する際は，日本高血圧学会のウェブサイトなどで第三者の臨床評価状況を事前に確認することが望ましい。また，使用する際は被検者ごとにきちんと測定されているか確認すべきである。
- 血圧計は正常に動作することを日頃より確認する日常点検，ならびに定期的に詳細な点検を行う定期点検（保守点検）が大切である。

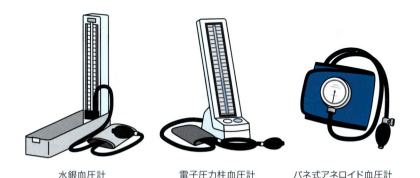

水銀血圧計　　　電子圧力柱血圧計　　　バネ式アネロイド血圧計

Q2 家庭血圧測定の評価には，いつ，何回，何日間の測定を推奨するか？

● 朝（起床後）1時間以内，排尿後，朝の服薬前，朝食前，および晩（就床前）に，座位1-2分の安静後に測定する。

● 1機会「原則2回」測定し，その平均をその機会の血圧値として用いる。1回のみ測定の場合にはその機会の血圧値として1回のみの血圧値を用いる。

● 1機会の測定値は，選択することなくすべて記録用紙に記載する。

● 高血圧者では，自己測定が可能である限り，生涯にわたり測定することが推奨される。

● 高血圧診断，降圧薬の効果判定には，朝・晩それぞれの測定値7日間（少なくとも5日間）の平均値を用いる。

● 朝の家庭血圧平均値，晩の家庭血圧平均値のいずれか，あるいは両者が家庭血圧の高血圧診断基準を満たす場合，家庭血圧に基づく高血圧と診断する。

● 朝の家庭血圧平均値，晩の家庭血圧平均値の両者が降圧目標を達成した場合，家庭血圧の降圧目標を達成したと判断する。

Q3 血圧変動性の評価法

● 血圧変動には1拍ごとから経年変化に至るまでの多様な周期性要素が含まれ，血圧測定方法によって捉えることのできる変動成分が異なる。

● 血圧変動性の正確な評価には，血圧レベルの影響を考慮する必要がある。

● 血圧変動性と脳心血管病予後との関連性が報告されているが，血圧変動のみを大きく変容させる介入手段は乏しく，少なくとも降圧薬で日間〜受診間の血圧変動を明瞭に抑制することは難しい。

● まずは正しい血圧測定によって血圧レベルをしっかりと評価・管理することが大事であり，そのうえでさまざまな血圧変動性指標を捉え，対応するべきである。

各種血圧測定法と血圧変動

	動脈内圧測定[*1]	自由行動下血圧	家庭血圧	診察室血圧
1拍内血圧変動	○	×	×	×
Mayer波[*2]	○	×	×	×
15-30分ごとの血圧変動	○	○	×	×
日内（概日）変動	○	○ （再現性不良）	△[*3]	×
朝晩較差	○	○	○	×
夜間降圧	○	○	○[*3]	×
早朝高血圧	○	○	○	×
週内変動	×	×	○	×
月周期	×	×	○	△
受診間変動	×	×	△	○
季節変動	×	×	○	△
白衣高血圧（現象）	○	○	○	×

[*1] 臨床的には行われない。
[*2] 約10秒周期のゆらぎ成分。圧・化学受容体反射に由来する自律神経出力の変動を反映するとされる。
[*3] 近年市販されている夜間睡眠時血圧を測定できる家庭血圧計を用いて捉え得る。

Q4 降圧治療において過降圧となる血圧レベルはどれくらいか？

- 収縮期血圧（SBP）120 mmHg未満に降圧された場合には，過降圧すなわち血圧低下による有害事象の発現に注意を要する。
- 初期治療においてはまずSBP 130 mmHgまで降圧し，低血圧による症状や所見がなければ次に120 mmHgまで降圧することにより，過降圧は起こり難い。
- 高齢者でSBP 130 mmHg未満に降圧した場合には過降圧となる可能性に注意を要する。

Q5 特定保健用食品（トクホ）・機能性表示食品に降圧効果はあるのか？

- 高血圧に関する特定保健用食品（トクホ）には機能成分としてペプチド，杜仲葉配糖体，酢酸，γアミノ酪酸，フラボノイドなどが含まれている。
- 特定保健用食品の申請に必要な臨床試験の要件は，降圧薬のそれに比して期間が短く，対象者数が少ない。
- 特定保健用食品には降圧効果を有する成分が含まれてはいるが，十分な降圧効果は期待はしがたい。
- 特定保健用食品については，降圧薬の代替品にはならず，降圧効果に過剰な期待をもたないように説明するとともに，摂取については積極的に勧めない。

Q6 糖尿病非合併CKD（尿蛋白あり）の降圧目標は130/80mmHgか？

- すべての高血圧患者で検尿とeGFR（推算GFR）の算出を行う。
- 糖尿病非合併例では，試験紙法で尿蛋白（±）以上で尿蛋白/尿クレアチニン比（g/gCr）を測定する。0.15g/gCr以上で蛋白尿ありと判定する。
- 蛋白尿を有する糖尿病非合併CKDの降圧目標として130/80mmHg未満を推奨する。

Q7 認知症合併高齢高血圧患者において，降圧薬を中止，減量する有用性はあるか？

- 降圧薬を中止，減量すべき血圧値を設定できる根拠は乏しい。降圧薬により低下しすぎた血圧が認知機能に悪影響を与える可能性も否定できず，高齢者の降圧目標値を大きく下回らないように降圧薬を調整する。

Q8 パニック障害などによる一過性血圧上昇の予防に抗不安薬や抗うつ薬は有用か?

● パニック障害などによる一過性血圧上昇では精神的要因が背景に存在する場合も多く, 抗不安薬・抗うつ薬の投与や精神・心理的アプローチを併用した診療も考慮する。

Q9 降圧薬服用中の二次性高血圧のスクリーニングの評価はどうすべきか?

● レニン-アンジオテンシン系
原則として, レニン, アルドステロン測定時は, ARBやACE阻害薬, 利尿薬, β遮断薬は2週間の中止, MR拮抗薬は4週間の中止が推奨される。降圧薬の中止が困難な場合は, Ca拮抗薬またはα遮断薬への変更が望まれる。Ca拮抗薬やα遮断薬のみへの変更が困難な場合は, 降圧薬を変更せずにレニン, アルドステロンを測定することも可能である。

● カテコールアミン系
カテコールアミンとその代謝産物測定時はβ遮断薬やα遮断薬により測定値が影響を受ける可能性があるが, 降圧薬の内服を継続したままクリーニング検査を行うことが可能である。

● ACTH, コルチゾール系
降圧薬がACTH, コルチゾールの測定に影響を与えるという報告はなく, 降圧薬を内服したまま測定は可能である。ただし, 機能確認検査において使用されるデキサメタゾンは肝代謝CYP3A4の影響を受ける。したがって, CYP3A4酵素活性に影響するジルチアゼム, ニフェジピン内服中のデキサメタゾン抑制試験ではACTH, コルチゾールの測定値に影響する可能性がある。

Q

このような場合は，専門医へご紹介を

専門医への紹介を強く勧める病態

- 二次性高血圧疑い
- 治療抵抗性高血圧
- 高血圧緊急症・切迫症
- 妊娠高血圧症候群

専門医へのコンサルテーション

- ACE阻害薬やARBで腎機能悪化
- 腎障害，心不全，脳卒中合併高血圧
- 降圧薬の副作用疑い
- 血圧変動の大きい症例
- 起立性低血圧を伴う症例
- 白衣高血圧や仮面高血圧の判断・治療の相談
- 24時間血圧測定の依頼

専門医紹介時の情報提供 （可能な範囲で）

紹介理由，家族歴，高血圧の経過と治療経過（使用薬剤の種類と量），検査値，家庭血圧値，薬剤による副作用の有無，重症度，合併症

専門医に関する情報

- **高血圧専門医**：ウェブサイト（http://www.jpnsh.jp/specialties.html）に日本高血圧学会認定高血圧専門医制度に基づく専門医リストを公開。
- 病態によっては，高血圧専門医以外に腎臓内科，循環器内科，内分泌内科，産科などへの紹介も考慮する。

高血圧治療ガイドライン2019

　高血圧治療ガイドライン 2019（JSH2019）は，2000 年以降，約 5 年ごとに改訂を行っており，今回で第 5 版となります。今回の改訂には，執筆委員，Systematic Review（SR）委員，査読委員，リエゾン学会委員，評価委員の約 200 名に上る多くの方々にご尽力いただきました。

　本ダイジェスト版は，JSH2019 の骨子をまとめて読みやすくするとともに，重要な図表を採用することで，患者教育にも使いやすくしたものです。ダイジェスト版を読んで，より詳しく知りたいところがあった場合には，ぜひ JSH2019 で確認してください。

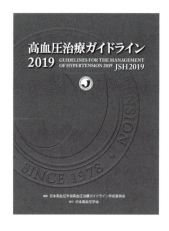

2019 年 4 月 25 日発行

［編集］
日本高血圧学会高血圧治療ガイドライン作成委員会

［発行］
特定非営利活動法人日本高血圧学会

［制作・販売］
ライフサイエンス出版株式会社

[ISBN 978-4-89775-386-7 C3047]
定価（本体 3,200 円＋税）

一般向け『高血圧治療ガイドライン2019』解説冊子

　高血圧は，日本では4300万人というもっとも患者数の多い生活習慣病です。脳卒中，心臓病，腎臓病などを予防するうえで血圧は非常に重要で，患者さん，ご家族の方々の病気に対する理解も大切です。

　日本高血圧学会では，特定非営利活動法人日本高血圧協会，認定特定非営利活動法人ささえあい医療人権センターCOMLと協働して「一般向け『高血圧治療ガイドライン2019』解説冊子」を作成しました。高血圧とは何か，どうして恐いのか，予防と治療について必要な知識などを，患者さんにわかりやすく解説していますので，高血圧の予防と治療にお役立てください。

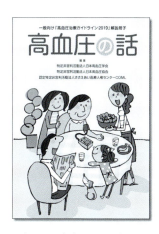

2019年10月25日発行

[編集]
特定非営利活動法人日本高血圧学会ガイドライン関連出版物アドホック委員会，特定非営利活動法人日本高血圧協会，認定特定非営利活動法人ささえあい医療人権センターCOML

[発行]
特定非営利活動法人日本高血圧学会

[制作・販売]
ライフサイエンス出版株式会社

[ISBN978-4-89775-401-7 C0047]

・本冊子は書店では取り扱っておりません。ご注文はライフサイエンス出版（電話 03-6275-1522，http://www.lifescience.co.jp/）まで

高血圧治療ガイドライン 2019　ダイジェスト

2019 年 10 月 25 日発行

編　集	日本高血圧学会高血圧治療ガイドライン作成委員会
発　行	特定非営利活動法人日本高血圧学会
	〒 113-0033
	東京都文京区本郷 3-28-8　日内会館 2 階
	電話：03-6801-9786
	FAX：03-6801-9787
制作・販売	ライフサイエンス出版株式会社
	〒 105-0014
	東京都港区芝 3-5-2
	電話：03-6275-1522
	FAX：03-6275-1527
印刷・製本	三報社印刷株式会社

Printed in JAPAN
落丁・乱丁の場合はお取り替え致します。
ISBN 978-4-89775-403-1 C3047

[JCOPY] 〈出版者著作権管理機構 委託出版物〉
本書の無断複写は著作権法上での例外を除き禁じられています。複写される場合は，そのつど事前に，出版者著作権管理機構（電話 03-5244-5088，FAX 03-5244-5089, e-mail：info@jcopy.or.jp）の許諾を得てください。